日本一わかりやすい「美容医療導入」の教科書

はじめに

多くの人は、病院やクリニックには病気や怪我の治療のためにやってきます。けれども、昨今は、生活の質の向上や、美しくなるための美容医療（自由診療）に対するニーズも高まっています。そのため、医師やクリニック経営者のなかには、これまで行ってきた保険診療に加え、自由診療も導入したいと考える人が増えてきています。この本を手に取られたあなたも、まさに今、自由診療の導入に興味をもたれているのではないでしょうか。

ところが、「自由診療を導入したい」との想いはありながらも、いろいろな不安要素が頭をよぎり、実際に手を出せずにいる方が多いのも事実です。例えば、

＞保険診療の経験しかないから、何から始めればいいのか、どんな機器を選べばいいのか、どうやってマーケティングをすればいいのかが分からない。

- これまで行ったことない診療を行うと、トラブルや合併症、訴訟などのリスクが高まりそうで怖い。
- 知名度、価格などの面で、大手の美容クリニックとどう戦っていけばいいのか分からないし、大手には太刀打ちできない気がする。
- 競合クリニックとの差別化をどうすればいいのか分からない。
- 美容医療を専門に行ったことがないので、やっていけるか心配。
- 経験したことのない畑違いの仕事が増えるので、誰に任せていいのか分からない。

などの不安です。

あるいは、一度は導入を試みてみたものの、

- 美容機器を購入して美容医療に挑戦したけれど、うまく活かしきれず、今では部屋の片隅に眠っている。
- 自分で施術していたら、時間が奪われてしまい、働き詰めになってしまった。

などの経験から、半ば諦めてしまった方もいるかもしれません。

でも、そんな心配はしなくても大丈夫です。この本を読んでいただければ、やり方次第で、それらの悩みはすべて解決できることをお分かりいただけるはずです。

私は、形成外科医として勤務した後、２０１７年に出身の地方都市で保険診療と自由診療の両方を行う形成外科・美容皮膚科のクリニックを開業しました。一般的には黒字になるまで半年くらいは必要と言われるクリニック経営ですが、私は初月から黒字にすることに成功しました。人件費やテナント代を払うと、ほぼとんとんという感じではありましたが、最初から黒字にできたのは保険診療だけでなく自由診療も同時に取り入れたおかげだと思っています。美容クリニックに勤めていたわけではない私が、ゼロから始めて早期に結果を出すことができたのですから、自由診療の導入は、ポイントを押さえさえすれば、決して難しいことではないのです。

今後、美容医療市場はますます成長していくのではないかと言われています。当然、質のよい自由診療を提供できるクリニックの需要は高まっていきます。だからこそ、私はぜひ地域に密着したクリニックに、美容医療の導入を検討して欲しいと思っています。適切な形で美容医療を導入すれば、病院やクリニックの売り上げを伸ばすことができますし、**保険診療と美容に特化した自由診療の両方を行う**ことで、コロナ禍の時のように保険診療だけでは立ちゆかなくなるような状況においても、美容医療部分で経営を維持することができます。さらに、患者さんにとっては、病気の治療でお付き合いのある医師やクリニックに美容医療もお願いできるという安心感があり、より一層、信頼関係を強固なものにし、愛されるクリニックとして地域に根付いていくこともできます。クリニックや、医師・看護師などのスタッフにとってはもちろん、患者さんにとっても、それは嬉しい結果になると言えます。

この本では、私の美容医療（自由診療）の導入経験を踏まえて、美容医療を取り入れ、経営していく際のポイントをお伝えいたします。ぜひ、参考にしていただけると幸いです。そして、患者さんが安心して美容医療を受け、心から喜んでいただけるような、質のよい自由診療を提供できる地域密着型のクリニックが増えてくれることを心より願っています。

CONTENTS

はじめに 2

CHATPER 1

保険診療の限界と自由診療の可能性

保険診療だけでは生き残れない？ 16
患者さんは、治療の選択肢を求めている 19
選択肢を広げることが、新たなキャッシュポイントになる 21
保険診療と自由診療はどれくらい違う？ 25
保険診療のメリット・デメリット 27
自由診療のメリット・デメリット 29

自由診療の導入で、選ばれ続けるクリニックになれる！ 32
美容医療業界の問題点 35
問題点❶ 美容医療を行う医師の育成 35
問題点❷ 利益重視の考え方 36
問題点❸ 技術やモラルの低下 37

CHATPER2
私のクリニックの運営スタイル

クリニックを開業した経緯 44
開業して変わったこと 47

クリニックの立ち上げ初期について 49
地域に根差した経営スタイル 52
美容診療導入のプラス効果 56
現在のクリニック経営と美容医療の取り入れ方 59
カウンセリング体制の確立で売り上げアップ! 61
美容医療におけるカウンセリングの重要性 64
患者さんとの心に残るエピソード 67

CHATPER3

美容医療の導入例とリスクについて

美容医療(自由診療)導入時のリスク回避の重要性 72

リスクを回避するための6つのポイント 75
リスク回避のためのポイント❶ 身の丈に合った治療法を選ぶ 76
リスク回避のためのポイント❷ 技術を安定させる 78
リスク回避のためのポイント❸ 治療前のカウンセリングで認識のギャップをなくす 79
リスク回避のためのポイント❹ 同意書にすべて明記する 82
リスク回避のためのポイント❺ 合併症が起こった場合は真摯に最後まで診ていく姿勢をとる 83
リスク回避のためのポイント❻ 患者さんの金銭的不満を解消する 84
美容医療で用いるそれぞれの治療法の特徴について 86
◆内服・点滴 87
◆脱毛 88
◆イオン導入・エレクトロポレーション 89
◆光治療 91
◆ケミカルピーリング 92

◆医療痩身機器 93
◆ニードリング 95
◆アートメイク 96
◆シミ対応レーザー(Qスイッチレーザー、ピコレーザー) 98
◆ヒアルロン酸注射 99
◆ボツリヌストキシン注射 100
◆医療用HIFU(ハイフ) 102
◆スレッドリフト 103
◆メソセラピー 104
◆手術 105
治療法選びの際は、地域性やバランスも意識して 107
リスク回避のためには断る勇気も持ちましょう 109

CHATPER4

病院・クリニックの特化・差別化と地域に愛されるためにすべきこと

クリニックの印象はチームで決まる　114
人材は差別化の重要なポイント　116
地域に根付いたクリニックには安心感が大切　118
人材を重視するなら、スタッフの状況も把握して　121
業務はマニュアル化すべし　124
失敗は、共有して繰り返さない　126
技術力アップと人材育成は欠かせない　128
得意な治療法で差別化を図ろう　130

カウンセリング体制を整えよう 132
美容医療では、接客や接遇スキルも重要に 134
選ばれ、愛される病院・クリニックになる 137

CHATPER5

集客・プロモーション方法について

私が実践した宣伝・PRについて 142
新規の患者さんの獲得にはフリーペーパーが有効 144
取材の依頼は極力受けよう 146
医療情報サイトや雑誌でPR効果を 148

ＰＲツールでは代表者の顔を出すべし　150
独自のウェブサイトは最高の集客ツール　152
無料ツールはリピーター向けのＰＲに活用　154
悪い口コミもしっかり拾って反省する　156
病院・クリニック全体でリピーターを増やす　158
アフターカウンセリングで美容医療のリピート率アップ　161
地域の相場を崩さない料金設定を心がけよう　163
キャンペーンを効果的に打ち出す　166

CHATPER6

美容医療の導入事例とアドバイス

相談・質問と回答事例紹介 170
事例❶ 医師ではない人が美容医療クリニックを経営するケース 171
事例❷ 夫婦ともに医師で美容医療を始めたいケース 173
事例❸ 親が開業医で世代交代のタイミングで美容医療を導入したいケース 175
成功への道はひとつではない 178
専門家も賢く活用しよう 180
おわりに 182
お問合せ先 184

CHATPER 1

保険診療の限界と自由診療の可能性

保険診療だけでは生き残れない？

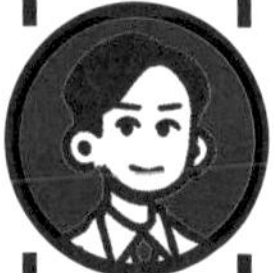

　私が形成外科の専門医になろうと決意したのは、麻酔科で初期研修をしていた時のことでした。麻酔をした後に、手術室に颯爽と入ってきて綺麗に仕上げて帰っていく、まるで職人のような仕事ぶりの形成外科の先生を見て、「かっこいい！」と思ったのがきっかけです。私自身、もともと手先が器用なほうで、細かい作業が好きだったことも、その決意を後押ししてくれました。

　けれども、いざ開業するとなると、形成外科だけで経営していくのは難しいというのが現実です。大学の教授にも「開業時には、形成外科だけでは食べてはいけないよ」、「形成外科で大丈夫なの？」と言われてしまうほどでした。地域に密着した地方都市のクリニックの場合、その地域の患者さんがリピートしてくれるか否かが経営に大きな影響を与えますが、形成外科に来院する患者さんは手術をしたら治る人がほとんどなので、その後のリピートにつながりにくいのです。リピートがなければ、地域に根付いた小さな病院では、いずれ経営は立ちゆかなくなってしまいます。そのため、私は、開業時に、形成外科だけでなく美容医療（自由診療）も取り入れようと考えたのです。

でも、それは形成外科に限ったことではありません。昨今、大学の医学部の定員数は増えています。当然、医師の人数も年々増えており、ある程度経験を積んだ医師は、開業を意識するようになります。そのため、病院やクリニックは年々増加傾向にあります。同じ町内に2軒しかなかったクリニックが、3軒、4軒と増えてくれば、クリニックの経営は徐々に厳しくなっていくのは必至です。一昔前と違い、これからはジャンルを専門にしていても、その保険診療だけで開業し、維持していくことは困難になる可能性があるのです。

既に歯科医師の業界では、歯科医師が飽和状態に陥っています。その数は　なんと、歯科医院の数のほうがコンビニエンスストアよりも多いと言われるほど。経営を立て直すために依頼をされたコンサルタントが、「現状ではどう頑張っても難しいので、辞めたほうがいい」などとアドバイスすることすらあるという話しを聞いたこともあります。限られた地域の患者さんを多くの歯科医院が奪い合う状況では、経営難に陥る歯科医院が増えてしまうのも当然です。

医師の業界全体では、まだ歯科医師ほどの状況には陥ってはいません。けれども、このままいけば同じような道をたどっていってもおかしくはありません。他院との差別化を図れず、競争を耐えしのぐだけの術のない病院やクリニックは、いずれ経営が難しくなり、淘汰されてしまうことになるでしょう。

これからの時代、病院やクリニックが保険診療だけで生き残っていくのは至難の業です。どんどん増え続ける競合相手に打ち勝ち、生き残るために、今から自由診療の導入を検討してみるのがおすすめです。

患者さんは、治療の選択肢を求めている

自由診療には様々なものがありますが、なかでも美容医療は、年々需要が高まっており、これからの成長も期待できます。そのため、保険診療を行っている病院やクリニックで、これから自由診療を導入しようとお考えなのであれば、まず、**美容医療**を検討してみるといいでしょう。地方で開業なさっているのであれば、特にお勧めです。

現在、美容医療クリニックは増えてきていますが、その大半は大都市に集中しています。そのため、地方に住んでいる人が美容医療を受けたいと思った際には、わざわざ遠方のクリニックに足を運ぶケースが少なくありません。でも、それは選択肢がそれしかなかったからに他なりません。もしも、近くにある信頼のおける病院やクリニックで美容医療を受けられるのであれば、喜んで美容医療を受けにきてくれる患者さんはいるはずです。また、「高額の交通費や宿泊費をかけてでも美容医療を受けに行きたい！」と思う人はごく一部にすぎませんが、「医療治療に興味があり、機会があったら受けてみたい」と思っている人は、かなりの割合でいらっしゃいます。そういう人にとっては、近くのよく知っているクリニックで美容医療を受けられるということは、一歩踏み出すよい機会にもなります。

大手美容外科のＣＭなどのイメージもあり、美容医療では、二重まぶたの整形などのような手術がメインになってくるのではないかと思われているかもしれません。私自身も開業前は、外科的な治療が中心になるだろうと想像していました。でも、いざ開業してみると、意外にも患者さんのニーズは、シミやたるみ、脱毛に関するものが中心でした。もちろん、これは地域差もあると思うので一概には言えませんが、外科的な治療に抵抗感のある科の医師でも、美容医療は、案外、取り入れやすいのではないかと思います。

美容に特化した自由診療の導入は、地域の患者さんに、これまで選ぶことができなかった選択肢や治療法を提供することになるので、満足度向上にもつながることでしょう。

選択肢を広げることが、新たなキャッシュポイントになる

「保険診療だけでは生き残れない？」の頁でも触れたように、今後、日本の医療業界は医師が飽和状態に向かうことが考えられます。しかも、日本の人口は徐々に減ってきているのです。今すぐではないにしろ、現在の診療方法のままでは、将来的に来院する患者さんが減少し、厳しい状態に陥る可能性があります。保険診療に加えて、自由診療も導入することは、**新たなキャッシュポイントを生み出す効果的な方法**と言えます。

私は、最初から保険診療と自由診療の両方を取り入れることを決めて開業しました。開業前に「運転資金は半年分用意しておくように」と言われていたため、黒字になるまで半年くらいかかることは覚悟をしていました。でも、幸いなことに、予想に反して初月から黒字にすることができました。人件費やテナント料を支払った後はわずか10〜20万円ほどしか手元に残りませんでしたが、それでも初月からプラスにできたことは、経営上の大きな成果であり、保険診療と自由診療の両方を取り入れたからこその結果です。どちらも同じくらいの売り上げでしたから、どちらか一方しか行っていなければ、定説通り半年ほどはマイナスの状態が続くことになっていたことでしょう。

キャッシュポイントが2つあるということは、単純に考えても2倍の売り上げが望めるということです。自由診療の導入は、そのキャッシュポイントを増やすことであり、売り上げを伸ばしたり、末永く安定した経営を維持し続けたりするための有効な選択肢といえます。

さらに、2つのキャッシュポイントを用意しておくことの大きなメリットが、もうひとつあります。それは、想定外の出来事が起こった際のリスクヘッジとなるという点です。最近あった想定外の出来事といえば、コロナ禍が記憶に新しいのではないでしょうか。あの時、飲食業界や観光業界を始め、多くの業界が厳しい状況に置かれていたと思います。倒産に追い込まれた企業も少なくありませんでしたが、地方の小さなクリニックも決して例外ではなかったのです。

現在、個人が開業しているのは、ほとんどがベッド数0～19床の小規模なクリニックです。そのため、その多くは重篤なコロナ患者に対応できる環境にはありませんでした。コロナ禍には、対応しきれないほどの患者さんで溢れていた大学病院などがある一方で、小さなクリニックは、ほとんどの国民が不要不急の外出を自粛する生活を送るなかで、患者数が激減する状況に見舞われていました。実際、私の周囲だけでも、このコロナ禍に経営難に陥り、廃業したクリニックが数軒あります。

けれども、そんなコロナ禍の医療業界においても、自由診療の美容医療だけは、高い需要があり、むしろ、全国的に患者さんが増加する傾向すらありました。自粛生活によって時間的に余裕ができたことに加え、リモートワークでしばらく人と対面する必要がないことや、マスクで顔を隠すことができるため、「人知れず、美容医療に挑戦する絶好のタイミング！」ととらえる人が多かったことも、美容医療の患者さんが増加した一因と言われています。私のクリニックでも、コロナ禍には保険診療の患者さんは減少してしまいましたが、自由診療の患者さんは変わらず来院してくれました。そのおかげで、クリニックを維持することができたのです。

1つの病院やクリニックに2つのキャッシュポイントを用意しておくと、普段から売り上げが2倍見込めるだけでなく、万が一、どちらか片方の経営が何らかの理由で上手くいかなくなるような事態に陥ったとしても、もう一方でそのマイナス部分をカバーし、クリニックを維持することができます。

地域に根付いた病院やクリニックがなくなるということは、経営者や、そこに勤めるスタッフが困るだけでは済まされません。かかりつけ医を失うことになるその地域の住民に対しても大きな不利益を与えることになります。クリニック経営を行う際には、**想定外の事態も乗り越えられるように備えておく**ことが、自分たちのためにも、患者さんのためにも必要なのです。

保険診療と自由診療はどれくらい違う？

前頁で2つのキャッシュポイントを用意することで2倍の売り上げが望めることをお伝えしましたが、経営に慣れてくれば、2倍どころか、自由診療のほうが、より多くの売り上げを得ることが可能になると思います。実際、現在の私は、**開業医の平均年収の2・5倍**くらいの収入を手にしています。保険診療分だけであれば平均年収とほぼ同等くらいになるので、自由診療が大きく収入を引き上げてくれていることになります。

その理由は、保険診療と自由診療で大きな違いがあるからに他なりません。

まず、一番の違いは金額面にあります。保険診療は、医療行為ごとに診療報酬が定められているため、どこで治療を行っても一律の金額となるように決まっています。

一方、自由診療は、保険適用外の治療になるため、**診療報酬のような縛りがなく、そ**

れぞれの医療機関が自由に金額を設定することができるのです。もちろん上限も決まっていないため、患者さんが満足するサービスを提供できるのであれば、高額な金額設定も可能になります。

また、時間的な拘束も大きく違ってきます。保険診療の場合は、医師が患者さんを診療する必要がありますが、自由診療の場合は、必ずしもそうとは限りません。美容医療では、医師が常駐していれば、看護師が行うことも可能な施術がたくさんあるのです。そのため、**医師の手を煩わせることなく売り上げにつなげる**ことも可能になります。

自由診療は**金額が高く設定できるうえに、時間も有効に使うことができる**のですから、売り上げが高くなるのも当然です。病院やクリニックの経営者としての立場から見れば、自由診療の導入はとても魅力的な選択肢と言えます。次頁からは、少し重複する部分もありますが、保険診療と自由診療のそれぞれのメリット・デメリットをより詳しくご説明していきます。

保険診療のメリット・デメリット

保険診療では、病気や不調を治すための治療が行われます。そのため、誰もが平等に治療を受けられるように、どこの医療機関で診療を行っても同じ医療行為であれば料金が一律になるように定められているのが最大の特徴です。また、保険が適用されることで、患者さんが実際に支払う金額は1～3割程度に抑えられます。結果、経済的な負担が少なくなる点は患者さんにとっては大きなメリットと言えます。けれども、その治療はマイナスの体調をゼロの状態に戻すことが前提のため、最低限度の医療に限られており、細やかなニーズにまで対応できなかったり、最先端の医療技術は使用できなかったりと、治療の幅が狭まってしまう傾向があります。

経営者の立場から見ると、自由に価格設定ができず治療費が低めに設定されている保険診療は、それぞれの治療ごとの儲けが少ない分、できるだけ多くの患者さんを診ることによって売り上げにつなげる必要がでてきます。いわゆる**薄利多売スタイル**での経営が求められるということです。けれども、保険診療の場合は、医師が直接対応する必要があるため、診察や治療を行える人数には限度があります。そのため大きく売り上げを延ばすことは難しくなるのがデメリットと言えるでしょう。ただし、特別なことがなければ収益が劇的に下がることもないので、**安定した売り上げを見込める**のはメリットです。

また、患者さんとの接点が多いため、信頼関係を築きやすくなります。その地域の住民とよい関係を築くことができれば、かかりつけ医として頼られたり、リピート率が増えたりするメリットも得られます。保険診療という多くの人が受けにくる治療によって得られたこれらの信頼は、地域の人に末永く愛される病院やクリニックになるうえで、何ものにも代えられないメリットと言えます。

自由診療のメリット・デメリット

自由診療とは、保険適用外の診療のことです。最先端の技術を取り入れた病気治療が目的のものもありますが、本書では自由診療のなかでも美容医療の導入をお勧めする内容となっていますので、ここでは、美容目的の自由医療（美容医療）に限定して、メリット・デメリットについて触れたいと思います。

美容医療は、病気を治すのではなく、より理想とする状態に近づけたり、生活の質を向上させたりすることを目的とした美容のための治療になります。**病気を治す医療がマイナスの状態をゼロに戻す診療であるとするならば、美容医療はゼロからプラスに引き上げていく診療**ということになります。

美容医療は全額自己負担になるため、金額が高くなることは患者さんにとってはデメリットです。けれども、保険診療では対応できないような悩みまで改善することがでるため、大きな満足感を得られるというメリットがあります。

経営者の立場から見ても、自由診療には魅力的なメリットがあります。

まず、売り上げアップにつながるということ。自由診療の金額は、それぞれの医療機関が自由に設定することができます。上限も決まっていないため、患者さんが納得するのであれば、高く設定することも可能です。そのため、一人の患者さんが支払う治療費が高額になる傾向があります。また、美容医療のなかには、医師がいれば看護師でも対応できる施術もあるため、例えば、医師が患者さんを診療している時に、同時に裏で看護師が別の患者さんに脱毛の施術を行うことも可能です。1つ1つの治療費が高く、医師が直接行わなくても効率的に美容医療が行えるため、集客次第で大きな売り上げが期待できます。

さらに、患者さんの満足度が高まることも大きなメリットです。最低限度の医療を前提とした保険診療では、行える治療法が決まっていますが、自由診療であれば、そういう枠を超えた治療法を取り入れることができます。そのため、患者さんの体質や悩みに合わせて効果的な治療法を提供することができ、それぞれの患者さんの細かいニーズにも応えられます。それが、患者さんの満足度向上につながるのです。

デメリットとしては、合併症のリスクがあること。また、最先端の技術を用いることも多いため、その点でも不測の事態が起こるリスクはあります。ただし、これらのリスクは、医療現場にはつきものです。対策次第でリスクは最小限に抑えられるので、必要以上に怖がる必要はありません。

もう一つのデメリットとしては、クリニックの存在や、美容医療の魅力を知ってもらうPRや宣伝などを行わなければ、集客につながりにくいという点があります。ゼロの状態をプラスに引き上げる美容医療では、病気を治す治療と違って、必要に迫られて来院することはまずありません。集客を増やすためには、あらかじめ美容医療を行う病院やクリニックがあること、魅力的な美容医療を提供していることを、広告・宣伝費をかけて認知してもらう必要があるのです。効果的な広告・宣伝を打ち出せるか否か、常にアップデートして患者さんの興味を引き続けることができるかで、大きく売り上げが上下するため、全体的な売り上げは高くなりますが、安定はしにくい傾向があります。

自由診療の導入で、選ばれ続けるクリニックになれる！

保険診療と自由診療にはそれぞれメリットとデメリットがあります。けれども、既に保険診療を行っている地域に根付いた病院やクリニックが、自由診療を新たに導入した場合は、お互いのデメリット部分を補い合い、結果として、いいとこ取りをすることができます。

まず、売り上げに関しては、決して**売り上げの激増は望めないけれど地域住人には必要とされ、安定した収益が見込める保険診療**と、高い収益は期待できるが波がある**自由診療**を組み合わせることで、日頃から売り上げを高い位置で安定的に維持することができます。さらに、保険診療と自由診療の2つのキャッシュポイントによって、万が一の時にもクリニックを持続できる売り上げを確保することも可能になります。

また、地域に根付いた病院やクリニックであれば、既に存在は認知してもらえているので、新たに美容医療を始めたことや、美容医療の魅力を周知するだけでも十分PR効果があります。そのため、美容医療の病院やクリニックの経営に欠かせない広告宣伝費は最小限に抑えることができます。

なにより、保険診療している病院やクリニックが、自由診療の美容医療を導入することで、これまで以上に長く愛される病院やクリニックになれると思うのです。

現在、美容医療には興味を持っている人や、実際にやってみたいと思っている人は増えていますが、その一方で、「必要のない無駄な施術まで勧められて高額になるのではないか」など、美容医療にあまりいい印象を持っていなかったり、不安を感じたりしている人も少なくありません。実際、利益重視で経営を行っている美容医療クリニックが存在していることは否定できません。

けれども、地域に密着した病院やクリニックは、地域の人とのつながりを何より大切にしています。患者さんの多くはその地域の人であり、当然、医師やスタッフと患者さんは顔見知りにもなっていきます。そんな患者さんを相手に、利益重視で、不要な施術を迫ったり、いい加減な対応をしたりできるでしょうか。おそらく、できないでしょう。もともと保険医療を行っている病院やクリニックであれば、保険診療をしている時と同じような気持ちで、美容医療にも向き合えると思うのです。

また、「美容医療をやってみたい！」と思いながらも、不安から挑戦できずにいる患者さんにとっても、普段から病気の治療で利用している病院やクリニックで美容医療を行えることは、安心して相談することができ、一歩踏み出すきっかけにもなります。その結果、患者さんが満足感を得ることができれば、これまで以上に、信頼できて、便利な病院やクリニックとして地域の人たちに愛されるはずです。

私は、そういった地域の患者さんに寄り添いながら保険診療を行っている地域密着型の病院やクリニックこそ、自由診療の美容医療を導入して欲しいと思っています。そして、丁寧な対応で、美容医療のマイナスなイメージを一緒に払拭していければと思っています。

美容医療業界の問題点

一昔前に比べ、今はメスを使わない治療法が増えたこともあり、美容医療のハードルは低くなってきました。身近なものになってきたことで、実際に美容医療を受けた経験がある人も増えましたが、それに伴って**トラブルも増加**してきています。そのため、興味がありつつも、**美容医療に抵抗感や不信感を持っている人が少なくないのも事実**です。その原因の一端は、現在の美容医療業界のあり方や状況にもあると私は考えています。

問題点❶ 美容医療を行う医師の育成

医師は免許取得後に大学病院などで基礎を学ぶ初期研修と専門的なことを学ぶ後期研修を行うことになります。私の専門である形成外科では美容目的の時と同じような手術を行ったり機器を使うことも少しはありましたが、大学病院で美容医療に触れる機会はあまりありません。その理由は、日本の医学業界では、「美容医療なんて行う医師は不真面目だ」みたいな風潮が今も残っているから。また、美容医療の技術を得て早々に開業してしまう医師が増えてしまうと、大学病院が医師を確保できなくなってしまうため、あまり美容医療を教えたがらない傾向があることも影響しています。

けれども、そんな旧態依然とした縛りが今の若い医師たちに受け入れられるはずがありません。そのため、年収が高くて美容医療の技術を教えてくれる大手美容クリニックなどに流れてしまっているのです。

しっかりと美容医療を学べる環境がなければ、ハイレベルな技術を持つ医師は育ちにくくなります。その一方で、**経験のほとんどない医師が美容医療を行うケースが増えているわけですから、技術の質が低下してしまってもおかしくありません。**

問題点❷ 利益重視の考え方

美容医療クリニックのなかには、売り上げアップを何よりも重視しているところがあります。スタッフに営業ノルマを課したり、患者さんをただの収益源ととらえたりしているところもあるのだそうです。そうなれば、医師やスタッフのマインドが、患者さんに寄り添うよりも、セールスに力を注ごうという方向に向かっていくのは必然です。その結果、その患者さんに必要のない施術を勧めるようになったり、希望通りの施術であったとしても、「こっちの高いほうを使った方がいい」など、何かしらの理由をつけて金額が吊り上がるように誘導したりするようになるのです。なかには、高額の支払いが困難な人にローンを組ませてまで施術を行うところもあるほどです。「広告で見て手軽な価格で施術ができると思っていたのに、どんどんオプションを追加されて高額になってしまった」、「お勧めされた施術を断ったら急に横柄な態度に変わった」、「不要なものまでしつこく勧誘してくる」などのクレームが増えるのはそのためです。

問題点③ 技術やモラルの低下

美容医療業界の市場拡大に伴って、大手の美容医療クリニックや、その大手出身者が開業した美容医療クリニックも増えています。前半で書かせていただいた通り、今は、医師としての経験があまりない若者が大手の美容医療クリニックに流れ、患者さんに寄り添うという考えも希薄なまま、利益重視で美容医療を行っているケースがあります。もちろん、優秀でモラルもしっかりした医師はたくさんいますが、そうではない医師も確実に増えており、**技術やモラル感に大きな差が出てきているのが現在の状況**です。でも、それは、一般の患者さんには判断できるものではないでしょう。そのため、技術やモラルの低い医師やクリニックに運悪く当ってしまった患者さんから見れば、美容医療全体が悪いイメージになってしまうことになります。

　また、モラルの低下に伴って、しっかり最後まで責任を持って対応してくれないクリニックが増えている点も問題です。保険診療を行っているクリニックの場合、医師が、ましてや院長が頻繁に入れ替わるなどということはほとんどありません。けれども、大手の美容医療クリニックなどでは、医師どころか、院長ですら1〜2年でころころ変わったり、同列の別のクリニックに移動したりすることが少なくありません。つまり、誰が責任を持って最後まで対応してくれるのか、全く分からない状態のクリニックが存在しているということです。

責任が曖昧になれば、美容医療を受けている患者さんは、何かあった時に難民のような状態になりかねません。トラブルを訴えても、「もうその担当者はいません」と言われ、患者さんが泣き寝入りしてしまうという話もよく聞きます。実際、大手クリニックで美容医療を行った患者さんが、トラブルでひどい思いをして私のクリニックに駆け込んでくるケースが、これまでにも何度もありました。その際、「なぜ、その美容医療を行ったクリニックに相談しなかったのですか？」と毎回お聞きするのですが、必ずと言っていいほど「相談しに行ったけれど、何も対応してくれなかった」や、「技術的に対応できないと言われた」というような返事が返ってくるのです。

病院やクリニックは慈善事業ではないので、もちろん利益を出すことは必要です。でも、医療だからこそ、絶対に守らなければならないモラルはあります。私は、医療現場では、責任を持って患者さんを診る医師の存在が必要であると思っています。万が一、何らかの理由でそれができなくなったとしても、担当していた人が、責任を持って後任の医師に引き継ぐ必要があるでしょう。

自分がこの患者さんに対して責任を負っていると感じていたら、その患者さんに対して、適当な診療や対応をするようなことは考えられません。ましてや信頼関係を大事にしている保険診療を行っている地域密着型のクリニックであれば尚更です。

今後、美容医療業界は更に拡大していくことが考えられます。このまま拡大していけば、同時にますます美容医療に対するマイナスのイメージも強くなる可能性があります。でも、美容医療は、技術とモラルを持った医師がしっかりと責任を持って行いさえすれば、患者さんの満足度を高めることができるので、決して悪いものではないのです。既に悪いイメージを持っている人たちの印象をプラスの方向に塗り替えていくためにも、今後、悪いイメージを増やさないようにするためにも、これらの**美容医療業界の問題点は改善しなければなりません**。

私は、モラル面でも技術面でも責任を持ち、真摯に患者さんに向き合っていける医師が、美容医療を扱うことが理想だと思っています。儲け主義に走ることなく、地域の患者さんに寄り添いながら保険診療を行っている医師は、まさに打って付けです。

そういう医師のいる病院やクリニックが、美容医療を導入することで、今後の美容医療の被害者を減らすための一役を担い、美容医療のイメージをよいものへと変えてくれることを期待しています。

CHATPER 2

私の
クリニックの
運営スタイル

クリニックを開業した経緯

私は地方の大都市の大学に進み、出身大学の医局に所属して研修医時代を過ごしました。その後は地元に戻り、大きな総合病院に4年間勤め、開業をしたのです。医師になって12年目のことです。

もともと私は何か目標を常に持って物事に取り組むのが好きでした。だからこれまでにもいろいろと目標を立て、それに向かって取り組んできました。最初の大きな目標は医学部に入ることでした。入学した後は、国家試験に通って医者になるということが目標になり、その次は、形成外科の専門医になることが目標になりました。専門医の資格を取得した後は、形成外科で得意分野を見つけ、マスターすることを目指しました。そうして地元の勤務医時代に磨いたスキルが血管吻合です。血管吻合は移植する組織と欠損部分の組織の血管を縫い合わせる技術で、肉眼でははっきり確認できないほどの細かい作業を必要とします。失敗が許されないうえに、血管の壁が弱くなっているケースなども少なくないので、形成外科のなかでも高い技術が求められる手技です。そして、そのスキルが自分のものになってきたと感じられるほど経験を積んだ頃、新たな目標が欲しくなったのです。そこで、新たな目標になったのが、自分のクリニックの開業でした。私にとって開業することは、医師になる前から夢見ていたことではなく、医師として成長していく過程で自然と目指すようになった、チャレンジの一環だったのです。

ちょうどそういう気持ちになってきたタイミングに、家の近くで、クリニックを開業するのに理想的な場所を見つけたことも、開業を決意する後押しとなりました。先に場所を決め、契約を済ませたこともあり、その後は、待ったなしで、半年ほどの短期間でバタバタと開業の準備をすることとなりました。

前章でも少し触れましたが、開業するクリニックは、私自身が専門としている形成外科だけでなく、自由診療の美容医療も取り入れて、形成外科・美容皮膚科と標榜することに決めました。最初から美容医療を導入したのは、リピート率が低くなる傾向がある形成外科だけでは、安定した経営を行うことが難しいのではないかと不安を感じたためです。また、専門が形成外科だったため、手術やレーザーなどの機器を用いた治療に対して全く抵抗感がなかったことや、万が一、合併症などが生じた場合も、外科的な対応で対処できることが多いのではないかと思えたことも、最初から思い切った決断ができた理由です。

私の地元は地方都市のため、形成外科の競合クリニックが少なく、専門分野でも患者さんが思った以上に来院してくれたのは嬉しい誤算ではありましたが、それでも、開業早々から順調に売り上げを伸ばし、現在の**安定した経営を持続できているのは、美容医療を取り入れた影響が大きい**でしょう。集客面でも、経営面でも、大きな助けになってくれています。

開業して変わったこと

開業をすると収入がアップするとよく言われます。実際、私も、開業して業務が安定してくると、勤務医時代の10倍くらいの収入になりました。でも、変化はそれだけではありませんでした。

勤務医時代、私は当直で家に帰れないことが一番嫌でした。当直だけでなく、オンコールと言って緊急時にいつでも駆けつけられるように自宅待機を求められることもあり、勤務医時代は実際に患者さんに向き合っている時間以外にも、拘束されてしまう時間が結構あったのです。自由に使うことが許されない時間なので、サービス残業をしているような気分だったのを覚えています。

開業した今は、当然、その嫌だったことはなくなりました。でも意外にも拘束時間自体は勤務医時代よりも、むしろ長くなった印象があります。なぜなら、開業医になった今は、「スタッフが急に辞めたから今後のシフトをどうしよう」とか、「コロナ禍のこの状態をどうやって乗り切っていこう」などというように、家に帰ってからもクリニック経営について考えなければならないことが増えたためです。医師としての余計な拘束時間は減りましたが、**医療とは直接関係のないところで大きく負担が増えたのです。**

ただし、その負担は、収入にもしっかり反映されるため、サービス残業をしているような気分になることはなくなりました。経営者として対応するべきことが増え、忙しくなりましたが、頑張ったら、頑張った分だけ、その結果も実感できるので、モチベーションにつながるのが、勤務医時代との大きな違いだと実感しています。

クリニックの立ち上げ初期について

開業当初は私と、アルバイトの医師1人、３名のスタッフの計5人でクリニックを回していました。オープン前日には内覧会を開催し、２００人くらいのお客さんが来院。現在は、毎日１３０～１４０人ほどの患者さんを診ていますが、オープン初日の患者さんは20～30人位だったと記憶しています。

オープンしてからまず困ったことは、やはり美容医療に関することでした。保険診療は勤務医時代にもずっと行っていたので、何も戸惑うことはなかったのですが、美容医療に関しては戸惑うことが少なくありませんでした。一般的に美容医療は、高額になることもあって、患者さんとしても、サービス業のようなイメージを持っている人がかなりの割合でいるように感じます。そのため、待ち時間にしても、スタッフの対応にしても、これまで経験してきた病気を治すための保険診療とは異なるレベルのものが期待される傾向があるのです。また、慣れない美容医療用の機器を用いる際の合併症の不安も少なからずありました。

今は**患者さんが何らかの不満を感じた場合、すぐに悪い口コミがネットに書き込まれてしまいます**。最初の頃は、そういう悪い口コミを目にして、落ち込んだり、傷ついたりしたものでした。でも、そういう患者さんの不満は、改善ポイントでもあるということです。対処次第で患者さんの不満をなくし、よりよいクリニックへと改善していくことは可能なのです。

まず、私はカウンセラーを導入することにしました。外部に依頼して、カウンセリング教育ができる人に来てもらい、カウンセリングの手法やスタッフの立ち振る舞いなどの教育をしてもらったのです。もともと銀座（東京都）にある美容医療クリニックでカウンセリングをしていた方だったので、美容医療業界のこともよくご存じでした。そのため、カウンセラーの教育にとどまらず、院内の環境整備や、美容医療を行うためのシステム作り、コースの設定などについてもアドバイスをしてもらえました。おかげで、患者さんへの対応の改善だけでなく、運営面でもちょっとしたコンサルティングを受けたような効果も得られました。

また、美容医療に関する機器の使い方に関しても、看護師が使い方に慣れてくるに従って、どんどん改善されていきました。長く勤務してくれている看護師が、新しく入った看護師に、「こういうことはしてはダメ」とか、「こういうケースの場合はこのように対処するといい」など、具体的に指導をしてくれるようになったためです。スタッフ同士がそういう風に気軽に教え合えるような環境さえ整えることができれば、どんどんトラブルは起きにくくなっていきます。実際、2年目くらいからは、ほとんどそんな心配をすること自体なくなりました。合併症は怖いですが、機器の使い方次第でリスクはどんどん減らしていけると思います。

そうやって、初年度にすみやかに問題点を改善していったことで、2年目くらいからは、大きなトラブルもなくなっていったように感じます。

地域に根差した経営スタイル

保険診療を行う病院やクリニックの場合は、その地域に住んでいる方の病気を治すため、かかりつけ医のような役割を果たすことになりがちです。そのため、自然と地域に根差した経営になりやすいと思います。でも、実際にクリニックを経営するようになってみると、それは保険診療に限ったことではなく、自由診療である美容医療のほうでも、思った以上に地域とのつながりがあることに気づきました。もちろん、これは、美容医療のクリニックが多い大都市ではなく、地方都市で経営をしていることも影響しているとは思いますが、おそらく保険診療を行っている病院やクリニックが美容医療を導入した場合は、同じような印象を持つ医師や経営者が少なくないでしょう。

開業をすると、当然、5年、10年、その先……と、ずっと同じ場所で診療をし続けることになります。特に地方の場合は、大都会と違い、その地域に住んでいる人も頻繁に入れ替わることがあまりないので、クリニックに来院する地域の住人も同じような顔ぶれになってきます。そのため、クリニックも患者さんと一緒に年月を重ねていくことになるのです。

保険診療の場合、かかりつけ医がいれば過去の病歴などが分かり、治療がスムーズに行えるというメリットがありますが、それは自由診療でも同じです。私のクリニックでも、最近は、年に1回、肌状態を確認し、エイジングサインの治療を行う患者さんもいらっしゃいます。1年前や、それ以上前の肌状態のデータも保存しているので、患者さんと一緒に以前の写真と現在の写真を見比べ、「以前はこのシワはなかったので、こういう治療を取り入れるといい」など、変化や肌状態に合わせて適した治療を提案することができます。このように健康診断感覚で肌チェックに来院してもらえるのも、地域の人たちに認めてもらえたからこそだと思います。

「就職を機に、気になっているこのシミをなんとかしたい」とか、「結婚式があるからヒアルロン酸を入れたい」など、患者さんのライフイベントに合わせて、幸せな瞬間をよりベストな状態で迎えられるようお手伝いをする機会も増えました。そうして、喜んでもらえ、一緒に幸せな気分になれるのも、私たちスタッフの楽しみになっています。

また、都心にある大手の美容医療クリニックの場合は、「鼻を高くしたい」、「二重にしたい」、「おでこのプロテーゼを入れたい」など、顔形を変えたいという要望が多い傾向がありますが、地域の人が来院するクリニックでは、むしろ年を重ねたことで目立つようになったシミやシワ、たるみなどを気にして来院する患者さんが多い傾向があります。二重の手術の場合、二重の幅が1ミリ違っただけでも、「思っていたのと違う！」と、クレームにつながったりすることが多いと聞きますが、私のクリニックは、子育てが一段落して、経済的にも精神的にも余裕がある大人の患者さんが多いので、少し若く見えるようになるだけでも感激し、喜んでいただけることが多く、そういう点からも患者さんとの交流を楽しみながら治療をすることができます。

さらに、保険診療と美容医療を行うことで、患者さんの層も大きく広がったと思います。例えば、怪我でお子さんが形成外科に来て、付き添ってきたお母さんやおばあさんが、その後、美容医療を受けてくれたり……。奥さんが、ほくろの除去の相談で来院し、一緒に来ていた旦那さんがシミの治療の相談をしてきたり……。家族三代や夫婦などのように、**家族そろってクリニックを利用してもらえるケースが増えたことで、より身近な存在になれたように感じています。**

そうやって地域の人たちと一緒に年を重ね、患者さんの笑顔を見たり、人生の喜びを共有したりしていけることは、地域に根付いた開業医だからこその楽しみでもあり、地域とのつながりを強く感じることができる瞬間でもあります。特に美容医療の場合は、保険診療よりも医師やスタッフと一緒にいる時間が長くなる傾向もあるため、自ずと患者さんとのなにげない会話も増え、つながりや信頼関係を、より強固なものにしてくれるように感じます。

美容診療導入のプラス効果

第1章では、美容医療を導入することの一般的なメリットについて触れましたが、ここでは、実際に私のクリニックでどんなプラス効果があったのかについて、もう少し具体的に書いていきたいと思います。

私が開業時に形成外科だけでなく、美容医療も取り入れようと思ったのは、形成外科だけでは経営が厳しくなるのではないかと不安に感じたためです。でも、それだけではなく、もう1つメリットに感じていた点があります。それは、形成外科と美容医療の組み合わせは、結構相性がいいということです。形成外科では、美容医療で用いるメスやレーザーを用いる機会が多いこともあり、美容整形大国のアメリカでは、形成外科が美容医療を行っているケースがほとんど。形成外科の患者さんが、美容医療の患者さんになってくれる可能性は高く、コンバージョン率は40%くらいになると聞いたこともあります。つまり、形成外科で保険診療をしていることで、自然と美容医療の患者さんも増える相乗効果が期待できるのです。

また、最近は美容医療が身近になり、美容医療を受ける人も増えていますが、まだ美容医療を実際に受けたことを周囲に知られたくないと思う人は多くいらっしゃいます。そういう人にとっては、美容医療クリニックに出入りすること自体が「美容医療をしています！」と公言しているのも同然の感覚になってしまうため、クリニックに入ることすらためらわれるのだそうです。その点、私のところのように、保険診療も美容医療も行っていて、待合室も一緒になっているクリニックであれば、あたかも保険診療目的で来院したかのような顔をしながら、美容医療を受けることができるので安心して来院できます。そのため、「美容医療に興味はあったけれど、専門のクリニックに行くのは抵抗があって……」と感じていた患者さんも、かかりつけ医に相談に行く感覚で来院してくれるようになりました。

もしも形成外科だけでやっていたら、患者さんの人数は今ほどではなかったと思いますし、十分な人数の患者さんを確保できていたとしても、看護師が一人で対応できる診療ではないため、私ができる範囲内でしか対応することができませんでした。でも、美容医療も取り入れたおかげで、患者さんが増え、私が対応できない時間も、看護師が対応することが可能になりました。

売り上げがすべてではありませんが、**患者数が減ってカツカツになってくれば、私自身はもちろん、働いているスタッフの気持ちにも余裕がなくなってくるでしょう。**でも、しっかり売り上げが確保できていれば、気持ちに余裕が持てるだけでなく、スタッフの給料を上げたり、患者さんに最新の治療を届けるために設備投資をしたりすることもできます。結果的に、よい循環を生んでいくことにもつながると思うのです。

クリニックを形成外科・美容皮膚科にしたことは、第1章でお勧めしたようにベクトルの異なるキャッシュポイントを2つ用意した形になり、相互的に安定した経営を可能にしてくれるという大きなメリットになりました。でも、それだけにとどまらず、患者さんを増やしてくれる効果も働いてくれています。

現在のクリニック経営と美容医療の取り入れ方

現在、私のクリニックには、私とアルバイトの医師の他に、受付3人、カウンセラー2人、看護師5人、クラーク1人が勤務しています。

基本的に形成外科の患者さんは私が対応しており、半日は診察、残りの半日は手術を行うというのが通常の流れです。

美容医療に関しては、受付後にカウンセラーが、まず患者さんの話や要望を聞きます。

そして、その患者さんをご案内した部屋に、私が必要に応じて出向いて診察し、治療方法によっては、その後、看護師が対応する形になります。私の立場から言えば、形成外科の診察と手術を行っている合間に、美容医療の患者さんの部屋に移動して診るというスタイルになります。私が他の患者さんの診察をしている間に、カウンセラーが美容医療の患者さんの話を聞いたり、看護師が施術をしたりしてくれることになり、平行して診察や治療を行うことができるのです。

もし私がすべて対応しなければいけない保険診療だけであったとしたら、1日8時間の営業時間で対応できる患者数は限られてしまいます。けれども、美容医療であれば、その患者数を超えた人数であっても、看護師が対応することができるため、同時に治療が行えるのが魅力です。部屋数に余裕があって、それだけの患者さんを集客できるのであれば、機器の台数を増やし、**スタッフだけでどんどん売り上げを伸ばしていくことも夢ではありません**。

カウンセリング体制の確立で売り上げアップ！

私のクリニックには、当初、カウンセラーはいませんでした。美容医療クリニックにはカウンセラーがいることが少なくありませんが、保険診療を行う病院やクリニックには、心療内科や精神科などのメンタル関係などでない限り、カウンセラーはいないのが通例です。そのため、私自身、当初はカウンセリングがそれほど重要だとは思っていなかったのです。

開業して間もない頃は、美容医療の患者さんに関して、まず看護師が話を聞き、カウンセラー的な役割を担ってもらっていました。でも、患者さんの要望を細かい部分まで具体的に聞き出すことは、カウンセリングのテクニックがない状態では決して容易なことではありません。そこで、患者さんへの対応などを見直し、満足度を高める意味も込めて、途中からカウンセリングの体制をしっかり整えることにしたのです。

まず、東京の美容医療クリニックでカウンセラーをしていた方に依頼し、カウンセリングの手法やお客様対応、所作などをスタッフに指導してもらいました。それほど重視していなかったカウンセリングでありましたが、実際にカウンセリング体制を取り入れたところ、即、その考えは大きな間違いであったことを実感させられることとなりました。**カウンセリングをしっかり行うようにしただけで、劇的に売り上げがアップしたのです。**

私のクリニックでカウンセラーが担当しているのは、美容医療の患者さんの悩みや希望をお聞きして、施術内容を提案するまでの一連の流れになります。

まず、受付後に対応するのがカウンセラーです。患者さんが、何を求めて来院しているのが、どういう状態になることを目指しているのかなど、話を聞いてニーズを掘り起こし、要望をしっかりと把握します。その後、現在の状態を客観的な視点で把握できるように撮影や肌診断をし、現状を分析したうえで治療の提案を行います。私のクリニックの場合は、カウンセラーが具体的な治療内容まで提案できるように教育をしているため、この段階で、患者さんの状態や要望に適した治療法をいくつか絞り込み、提案してくれます。そのため、私が患者さんを診察した際に、「何か質問がありますか?」とお聞きしても、「もう、先ほど十分に聞いたので大丈夫です!」と言われることも多いのです。ニーズが引き出せて、患者さんの質問にもしっかり受け答えができるカウンセラーがいれば、医師が対応する時間が短縮でき、スムーズに施術に入っていくことができます。患者さんにとっても、知識や、細かい要望までしっかり聞き出すことができるテクニックを持ったカウンセラーが丁寧に対応してくれることで、施術前の疑問や不安を解消したり、希望通りの施術結果に導いたりすることができ、満足感が高まります。

カウンセラーの人材育成には少し時間がかかりましたし、人材育成のために人件費も増えました。でも、カウンセリングを行う専門職を作ったことは、それ以上の価値があったと思っています。

美容医療におけるカウンセリングの重要性

私は自分のクリニックにカウンセリングのシステムを取り入れたことで、売り上げにしても、患者さんの満足度にしても、大きくアップさせることができました。今では、美容医療を行うためには、このカウンセリングの役割はとても重要であると思っています。患者さんの目指すゴールや、患者さんが本当に望んでいることが明確になることで、適切な対応ができるからです。

保険診療の場合は、マイナスの状態をゼロに戻す診療であるため、ゴールは「病気を治すこと」になります。治すための方法は複数あるかもしれませんが、患者さんも、医師も、同じゴールを目指していることは相違ありません。そのため、病気が治りさえすれば、誰もが納得できるのです。

ところが、美容医療の場合はそうはいきません。なぜならば、美容医療はゼロからプラスに引き上げていく診療になるからです。患者さんには、よりよい状態になっていただく必要があり、かなり高い位置まで引き上げることを求められる傾向があります。しかも、どこまで引き上げて欲しいと思うのかは人によって異なるのです。しっかり望みを聞き出して、共通の認識にすることができなければ、**その患者さんがイメージしているゴールと、治療をする医師がイメージするゴールが、必ずしも同じかどうか分からない**のです。

例えば、シミを消す治療を行う場合、「ナチュラルメイクで隠れるくらい薄くなってくれれば十分」と思う患者さんもいれば、「ノーメイクの時に間近で見ても、一点の曇りもないくらいにして欲しい」と思う患者さんもいます。そして、治療の結果が、その患者さんのイメージしているゴールと異なってしまうようなことになれば、納得してもらえなかったり、不満につながったりすることになります。

また、どのタイミングに向けてゴールしたいのかも重要です。「1ヶ月後に同窓会があるから、それまでに綺麗になりたい」、「結婚式に合わせて最高な状態に整えたい」など、具体的な目標がある場合は、最高の状態をそのタイミングに合わせていくことが求められます。施術自体は何の問題もなく行われ、シミを完全に消し去ることができたとしても、患者さんが一番綺麗でいたかった、その人にとって最も大切なタイミングに、ダウンタイムで肌が真っ赤に腫れ上がっていたなんてことになれば、患者さんは決して喜んではくれないでしょう。

美容医療を行うようになって、私自身がとても実感しているのは、患者さんは、単にシミを取りたいとか、シワを消したいと思っているわけではないということです。むしろ、シミやシワが無くなった後に、「どう見られたい」のか、「どうなりたい」のかが重要なのだと感じています。そういう**本当の目標を叶えてあげることが、私たちの役割であり、その目標をしっかり引き出して認識できるようにしてくれる手段が、カウンセリングなのです**。

患者さんとの心に残るエピソード

　大都市の美容医療クリニックの場合は、遠方からやってくる患者さんも少なくないと聞きますが、私のところのように地域に根付いたクリニックの場合は、美容医療の患者さんも、大半はその地域の人たちになります。そのため、人生のなかの大きなイベントに合わせて来院する患者さんが結構いらっしゃいます。そうやって患者さんの人生の節目、節目に末永く関わっていけるのは、地域に根付いた状態で美容医療を行っているクリニックならではの醍醐味です。

　例えば、結婚式前やフォトウエディング前などです。患者さんにとっては、人生のなかでも特に大きなイベントといえます。女性の場合、「一番綺麗な自分でその日を迎えたい」と思う人は多いでしょう。そんな、特別な日の前に、今すぐ「綺麗になりたい」と、駆け込んでくるのです。その場合は、患者さんの悩みに合わせて、ヒアルロン酸注射やボトックス注射など、即、変化が感じられる施術をご案内しています。するると、施術後に、とても感激されて帰られます。直後に自分で鏡を見て、違いをその場で実感できるので、「こんなに違うの?!」と、大変喜んでくれるのです。そういう姿を目の当たりにするにつけて、患者さんの特別なイベントを最高のものにするための一役を担えたことに、とても感慨深いものを感じます。

また、「長年悩んでいたシミをなんとかしたい」と、思い切ってクリニックにやって来る方もいらっしゃいます。ずっとホームケアでなんとかしたいと思っていたようで、美白化粧品に散々お金をかけたのだそうです。でも、やはり、頑固なシミは化粧品だけで消し去ることは難しいものです。そこで、シミがかさぶた状になって剥がれて落ちるように、レーザーを用いた治療を提案しました。すると、「今まで高い化粧品をずっと使っていたのに……。最初からこの治療をしておけばよかったです!」と、とても喜んで、感謝の気持ちを伝えてくれました。そういう瞬間は本当に医師冥利に尽きます。

患者さんの大事なシーンをよりよいものにするためにお手伝いをしたり、長年悩ん

できたトラブルの治療をしたりする場合は、劇的な変化を感じていただけるので、ご本人の感動もひとしおです。でも、その一方で、地域に根付いたクリニックでは、「綺麗に年をとっていきたい」とか、「定期的にメンテナンスをして若々しい印象を保ちたい」というニーズもあります。車のメンテナンスと一緒で、1回行ったら劇的によくなるとか、人生で1度行うだけで十分というものではありませんが、定期的にお手入れをしてあげることで、綺麗な状態や理想的な状態を保ち、美しく年を重ねていくことができます。周囲の同世代の人たちと並んだ時に、若々しく綺麗な自分でいられることの喜びは、年を重ねれば重ねるほど、実感していただけることでしょう。そうやって長いスパンで患者さんと変化を見続けていけることも、医師としてやりがいがあり、面白いと感じます。

私のクリニックはまだ5年目なので、それほど長い歴史があるわけではありません。でも、これから10年、20年、30年と同じ場所で経営をし続ければ、患者さんの人生の大切なシーンや悩み、あるいは、年を重ねることによる変化に何度も向き合う機会があると思うのです。今はまだ一人一人の患者さんの大きな人生のイベントや節目での接点にすぎないかもしれませんが、このままお付き合いが続けば、今後は、結婚式、出産、お子さんの入学式や卒業式、さらにはそのお子さんやお孫さんの結婚式などのタイミングにまで関わったり、美容医療においても、かかりつけ医としてお付き合いしていくことも増えていくと思います。そうやって、ずっと一緒に年を重ね、幸せな瞬間を共有できることが、私にとっても何よりも楽しみです。

美容医療の経営においては、ともすれば儲かることばかりが注目される傾向がある気がします。もちろん経済面でのメリットが大きいことは間違いありませんが、それだけではないのです。嬉しいシーンのお手伝いができることや、長いスパンで経過を見て綺麗でいられるようにサポートしていけることは、医師や、病院やクリニックの経営者にとっても幸せなことであり、地方で開業したメリットでもあると思います。そして、そういう気持ちを大切にすることで、より、地域の人たちにも愛されることができると思うのです。

CHATPER 3

美容医療の導入例とリスクについて

美容医療（自由診療）導入時のリスク回避の重要性

美容医療は、以前と比べると身近なものになってきましたが、それに伴って、トラブルを訴える人も年々増加しています。全国の消費者センターに寄せられた相談件数は２０２２年には３０００件を超え、5年前と比べ、約2倍になっているのだそうです。（２０２３年公表、独立行政法人国民生活センター調べ）その内容は「今やらなければ間に合わなくなると不安な気持ちにさせられて高額な契約をしてしまったが、契約を無効にしたい」、「合併症や副作用はほとんどないと言われて施術を受けたのに、顔が腫れ上がってしまった」など、契約段階のトラブルや、説明不足や施術後の結果に対する不満など、さまざまです。

私自身も、開業して間もない頃、手痛い経験をしたことがあります。その患者さんは顔の脱毛を目的に来院したのですが、施術後、顔がパンパンに腫れあがるという合併症を引き起こしてしまったのです。原因は、おそらく内服薬に起因した光アレルギーであると思われました。そのため、投薬治療を行ったのですが、1週間ほどで無事に症状はおさまり、跡が残ることもなく、綺麗な肌状態に戻すことができました。けれども、患者さんには納得していただけず、弁護士を通じて、治療費の全額返還と休業した分のパート代、休業したことでもらえなくなった皆勤手当を請求されてしまったのです。当時の私はリスク対策に関しては無防備だったため、結果的に、すべて要求されるがまま、支払うことになってしまいました。

施術後の合併症のリスクに関しては、事前にしっかり説明をしたつもりだったのですが、患者さんにはそれが上手く伝わっていなかったのかもしれません。美容医療を取り入れたばかりだったこともあり、私にとってはリスクに対しての対策が不十分であることを嫌というほど実感させられるきっかけとなった大きな出来事になりました。

医療行為には、保険診療であれ、美容医療であれ、リスクはつきものです。安全性の高い治療法を、細心の注意を払って正しく行ったとしても、患者さんの体質などによっては合併症や副作用が起こってしまいます。

でも、だからといって心配しすぎる必要はありません。**リスクがあることをきちんと認識したうえで、それぞれのリスクに対して、しっかり対策を行うことができれば、リスクは最小限に抑えることが可能**です。それは、病院やクリニック、担当医師を守るためだけでなく、患者さんに満足していただくためにもとても大切なことです。もちろん、どんなに対策を徹底してもリスクがゼロになることはない以上、万が一の時は、病院やクリニック、担当医師が最後まで責任を持ってきちんと対応することも、肝に銘じておきましょう。

リスクを回避するための6つのポイント

美容医療はちょっとした事からトラブルに発展してしまうリスクがあります。それは合併症などの医療行為ならではのリスクだけにとどまりません。金額が高額になりがちで、かつ、より綺麗な状態へと引き上げていく美容医療は、患者さんの期待値や要望が高くなる傾向もあります。そのため、施術自体に何の問題がなかったとしても、「私の期待に応えてくれていない！」と患者さんに思われ、不満を持たれたり、クレームにつながってしまうリスクもあるのです。

開業当初は、私もそのようなトラブルに少なからず遭遇しました。けれども、そういう経験を重ねていくなかで、リスクを減らす術も身に付けることができました。私が重視している**リスクを回避するための6つのポイントは、こちら**です。

・ポイント❶ 身の丈に合った治療法を選ぶ
・ポイント❷ 技術を安定させる
・ポイント❸ 治療前のカウンセリングで認識のギャップをなくす
・ポイント❹ 同意書にすべて明記する
・ポイント❺ 合併症が起こった場合は真摯に最後まで診ていく姿勢をとる
・ポイント❻ 患者さんの金銭的不満を解消する

それぞれのポイントの詳細は、次頁から順に書かせていただきます。美容医療を導入する際には、ぜひお役立てください。

リスク回避のためのポイント❶ 身の丈に合った治療法を選ぶ

美容医療の治療法には、ヒアルロン酸注入やレーザー、手術など、さまざまなものがあります。私は専門が形成外科でしたので、メスを用いて手術をすることも全く抵抗がありませんでしたが、形成外科以外の医師であれば、手術などの方法に抵抗感がある人も多いのではないかと思います。その場合は、気持ちのうえでも、技術的にも取り入れやすい、負担のない治療法から導入するのがお勧めです。

抵抗感のある治療法や、慣れない治療法を無理して取り入れても、リスクが高まることになりかねません。また、**今はノンサージカルと呼ばれる非外科的な治療法のほうが、患者さんのニーズが高い傾向にあるため、手術にこだわらなくても十分**に美容医療を導入したメリットを得ることができます。

開業医の方の場合は、導入当初はまず自分自身が行いやすい治療法を前提に選ぶようにすることもポイントです。その治療法に慣れている医師を雇って行うこともできますが、雇った医師を基準にして治療法を選んでしまうと、その人が辞めた時に、その治療法が行える新しい人がすぐに見つからないなどの不都合が生じる可能性があります。また、医師を1人雇う場合の人件費は結構高額になるため、慎重に検討しなくてはなりません。美容医療の導入直後は、すぐには期待通りの集客が叶わないことも考えられるため、まずは自分が無理なく対応できる治療法で始めることを心掛けてください。

リスク回避のためのポイント❷ 技術を安定させる

自らが医師として患者さんの治療にあたるのであれば、技術は一定に保たれますが、美容医療の場合は、看護師が行うことができる施術もあります。当然、ベテラン看護師と新人看護師では、技術のレベルが異なってしまっても不思議ではありません。

例えば、脱毛の施術の場合、患者さんには毛周期に合わせて定期的に来院してもらうことになります。そこに技術レベルの異なるスタッフが混在していると、前回はベテラン看護師が丁寧に対応してくれて、痛みもほとんど無かったのに、今回は施術が雑で痛みもひどかったなんてことになる可能性があります。そんな時、高額な治療費を払っている患者さんが、「新人さんだから、これくらい仕方ないですよね」と、寛大に受け止めてくれるでしょうか？　おそらく、「あのクリニックは技術にムラがある」とか、「施術が上手な人にあたったらラッキーだけど、下手な人にあたったら最悪」と思われる可能性が高いでしょう。そして、運悪く下手な人にあたってしまった患者さんは不満を感じることになるのです。

患者さんにとっては、スタッフが新人なのか、ベテランかなのかは関係ありません。美容医療の施術を行う以上、一人のプロとして技術を提供する必要があります。経験値が異なるスタッフがいるのであれば、**勉強会を開いたり、ベテランが新人を指導したりできるような環境を整え、誰が担当しても、高いレベルで安定した技術を提供できるようにしておきましょう。**また、慣れてきたことで、気を抜いたり、手を抜いたりしてしまうこともあるので、たとえベテランしかいない状況でも、高いレベルで技術がちゃんと維持できているか否か、時々チェックしてみるといいでしょう。

リスク回避のためのポイント③ 治療前のカウンセリングで認識のギャップをなくす

前章の「美容医療におけるカウンセリングの重要性」でも触れましたが、綺麗になることを求めて、ゼロの状態からプラスの状態へと引き上げていく美容医療においては、**カウンセリングで患者さんの要望や目標をしっかり聞き出すことが何より大切に**なります。**患者さんと、医師やスタッフとの間で認識にギャップがあるままでは、最**

終的な目標にズレが生じてしまうからです。当然、その状態で施術を行っても、患者さんにとって納得のいく結果にはつながりません。カウンセリングで、どこまで引き上げたいのか、どのタイミングまでに綺麗になりたいのかなどをしっかりと聞き出し、**認識のズレをなくし、目標地点を共有しましょう**。

この時、可能であれば、実際に施術をした時にどういう印象になるのかを見える化してあげることができれば、患者さんがよりイメージしやすくなり、目標地点も明確にできるので大事なポイントです。モニターを募集して、治療ごとにビフォーアフターの症例写真を準備していくのがお勧めです。また最近は、施術後の仕上がりのイメージをシュミレーションしてくれるソフトもいろいろ登場しているので、そういうものを取り入れながらカウンセリングを行うと効果的です。

例えば、二重まぶたの手術の場合、何ミリくらいの二重にするのかによって、顔の印象は全く変わってきてしまいます。そのため、手術自体は成功しても、不満を持たれてしまうリスクが高い傾向にあります。けれども、仕上がりイメージを、あらかじめシュミレーション画像で確認することができれば、「こっちの画像の幅にして欲しい！」と、その患者さんの望みを目に見える形で確認できるようになり、お互いの認識のズレが修正でき、リスクを回避できます。患者さん自身の画像をもとに画像を制作するのが難しい場合は、モニターさんの実例画像をもとに、イメージに近い状態を選んでもらうようにするのもひとつの方法です。言葉だけでは伝えることが難しいイメージは、画像にすることで伝わりやすくなります。

また、**カウンセリング時には、施術を行った際の副作用や合併症などに関して、しっかり患者さんに説明しておくことも大切**です。患者さんには、「綺麗になれる」「若々しくなれる」などのメリットだけでなく、副作用や合併症などのデメリットがあることも理解したうえでで、施術をするか否か判断してもらう必要があるからです。

美容医療は急を要するような治療ではありません。ですから、もしも、患者さんが不安を感じて躊躇しているようならば、その場で契約はせずに、ゆっくり考えてもらうのもいいでしょう。あくまでも、**患者さんの希望を叶えることを目指し、デメリットも含めて患者さんが認識し、了承した状態で治療を行うことが大切**なのです。

リスク回避のためのポイント④

同意書にすべて明記する

カウンセリングでは、美容医療を受けた際の副作用や合併症などのリスクもしっかり説明することが重要であることはお伝えしました。でも、口頭で説明しただけでは、万が一の際に「言った」「言わない」の水掛け論になってしまう可能性があります。**説明したリスクやデメリットについても明記した同意書にサインをしてもらう**ようにしましょう。

美容医療の場合、何か不安を感じている患者さんは、自ら納得いくまで質問をしてくるケースがほとんどです。けれども、反対に、リスクの存在は全く気にせず、希望通りの仕上がりになることしかイメージしていない患者さんもいらっしゃいます。その場合、こちらが副作用や合併症などのリスクの説明をしても、聞き流されてしまうこともあります。そうなると、しっかり説明をしたつもりでも、ご本人には全く伝わっていなかったということになりかねません。

同意書は、万が一の時に、病院やクリニック、医師を守ってくれるだけでなく、患者さんに、リスクがあることをしっかりと受け止めてもらい、そのうえで施術を受けるか否か決めてもらう意味でも大切なのです。

リスク回避のためのポイント⑤

合併症が起こった場合は真摯に最後まで診ていく姿勢をとる

リスクを回避するためには、自分たちを守る術は必要です。でも、そこには責任も伴います。医療には合併症などのリスクがつきものである以上、万が一、合併症などのトラブルが生じた場合は、医師として、あるいは病院やクリニックの経営者として、しっかり責任を持って最後まで対応することは絶対に必要です。

病院やクリニックに限らず、一般企業などでも、トラブルの発生は信頼やイメージを低下させてしまうことにつながるマイナスの出来事です。でも、トラブルはその後の対応次第で、むしろプラスに好転させることもできます。実際、トラブルを起こした大企業がとんでもない謝罪会見を行って火に油を注ぐこととなり、最終的に倒産にまで追い込まれたケースもあれば、真摯な姿勢で対応したことで、それほど大きなダメージを受けずに、今でも信頼を保ち続けているケースもあります。

合併症によって肌にトラブルが生じてしまったことは、美容目的で施術を受けた患者さんにとって、かなりショッキングな出来事です。けれども、しっかり最後まで真摯に向き合い、綺麗な肌状態に戻してもらえたのであれば、「合併症でひどい目に遭ったのは悲しいけれど、綺麗になるまで真摯に対応してもらえたからよかった」や、「このクリニックなら何があっても責任を持って対応してくれると思う」というように、決して悪い印象ばかりではなくなると思うのです。

最後まで責任を持って対処することは、病院やクリニックの印象はもちろん、日本の美容医療業界全体のイメージを損なわないためにも大切です。

リスク回避のためのポイント❻ 患者さんの金銭的不満を解消する

自由診療となる美容医療は高額になる傾向があるため、金銭面でのトラブルが生じやすい傾向があります。例えば、広告ではリーズナブルな価格で美容医療が受けられるかのように表記されていたのに、実際に来院してみると、なんだかんだ理由をつけて値段を吊り上げられ、結果的に「想定していた価格の何倍もの高額な契約をさせられた」などのケースもあるのだそうです。

何かを購入したり、サービスを受けたりする際、購入者にとっては、金額は無視できないポイントです。その**金額が明瞭でなければ、不安や不満につながります**。広告やホームページなどで料金を表示する場合は、患者さんに不安を感じさせないように、**分かりやすく価格を表記することが大切**です。

また、しつこくオプションの追加などを勧めて、価格を吊り上げようとする行為もクレームにつながります。特に、**売り上げを伸ばすことばかり意識してしまうと、押し売りとも取られかねない行動に発展しがちなので気をつけましょう**。患者さんが治療を選択できるように、お勧めの治療法を提案することは必要ですが、患者さんの気持ちを尊重することは忘れてはいけません。

美容医療で用いるそれぞれの治療法の特徴について

ここからは**美容医療で用いられている治療法を取り上げ、それぞれの特徴を紹介していきます**。私なりに実感している導入のしやすさも5段階の星の数で表記してみました。星の数で表した項目は、「合併症などのリスクの低さ」、「導入コストの低さ」、「利益率の高さ」、「医師の負担の少なさ」、「集客力の高さ」、「専門性の低さ」です。いずれの項目も、**星の数が多いほど、「導入しやすい」または「導入した際のメリットが大きい」という意味**になります。

自由診療の経験がない人が美容医療を導入する場合は、まずどの治療法を導入するべきか迷ってしまうと思います。あくまでも私見ではありますが、参考程度にお読みいただければと思います。

◆内服・点滴

合併症などのリスクの低さ	★★★★★
導入コストの低さ	★★★★★
利益率の高さ	★
医師の負担の少なさ	★★★★★
集客力の高さ	★★
専門性の低さ	★★★★★

AGAやEDの内服、ダイエット点滴、高濃度ビタミンC点滴などの内服や点滴による治療は、導入コストも低く、合併症などのリスクも少ないため、最も導入しやすい治療といえます。また、美容医療初心者の患者さんの立場から見ても、気持ち的にも価格的にも手を出しやすい治療になります。

点滴の種類は、成分の組み合わせを変えることで、ある程度自由にメニーを増やすことができます。悩み別の点滴を用意するなど、工夫次第で独自性を出すことも可能です。内服や点滴は内科のクリニックのスタッフにも比較的受け入れられやすく、周囲との差別化のためのワン・ポイントとして入れてもいいでしょう。

看護師でも対応可能です。

合併症は、肝機能障害や多毛、性機能低下など、使用する薬によって様々です。

◆脱毛

合併症などのリスクの低さ	★★★
導入コストの低さ	★
利益率の高さ	★★★
医師の負担の少なさ	★★★★★
集客力の高さ	★★★★
専門性の低さ	★★★★★

脱毛は**老若男女問わずニーズがあり、幅広いターゲット層で集客が期待できます**。そのため、競合が少ない地域であれば、導入すれば、即、利益を出せる施術といえます。男性の多い泌尿器科などであれば、男性に限定して「メンズ脱毛」にするのも、他との差別化という意味でいいかもしれません。

反面、**参入障壁が低いことは、競合が増えやすいということでもあります**。特に、都市部においては、病院やクリニックだけでなく、エステも含めて競合する状態となっており、価格競争による客の奪い合いが激化しやすい傾向があります。

看護師でも対応可能です。

合併症には、熱傷、凍傷、うち漏れ、光過敏症、毛嚢炎、硬毛化などがあります。

◆イオン導入・エレクトロポレーション

合併症などのリスクの低さ……★★★★★
導入コストの低さ……★★★★
利益率の高さ……★

医師の負担の少なさ……★★★★★
集客力の高さ……★★
専門性の低さ……★★★★★

イオン導入は微弱な電流の力を利用して、有効成分を真皮層まで導入させる方法です。一方、エレクトロポレーションは、特殊な電気パルスによって細胞間にすき間を開け、有効成分を真皮層にまで導入させる治療法で、電気穿孔法とも呼ばれています。イオン導入では難しかった分子の大きな成分も真皮層に届けることができます。

これらの**導入系の治療は、ともに侵襲やダウンタイムがほとんどない**のが、医師にとっても、患者さんにとっても魅力です。ビタミンCとトラネキサム酸を組み合わせて、美白効果と抗炎症効果のWの効果を実現するなど、**導入させる有効成分や薬剤次第で様々な効果をもたらすことができます**。侵襲のある治療と組み合わせれば、施術後のクールダウンやリラクゼーションにも最適です。

看護師でも対応可能です。

合併症には、薬剤やアタッチメントの金属に対するアレルギーなどがあります。

合併症などのリスクの低さ	★★★
導入コストの低さ	★
利益率の高さ	★★★★
医師の負担の少なさ	★★★
集客力の高さ	★★★★
専門性の低さ	★★

◆光治療

光治療は特殊な波長の光を照射することでシミやくすみなどの悩みを改善していく治療法で、用いる機器の名前から「フォトフェイシャル」や「ライムライト」などと呼ばれることもあります。どちらも美肌治療の入り口として導入しやすい施術です。

シミ取りの効果はマイルドですが全体的な美肌効果もあるため、設定をしっかり行えば満足度の高い治療になります。**シミの種類を診断して適応や照射の強さを決める必要がある**ため、ある程度シミについての知識が求められます。また、シミの一種である肝斑は、光の照射によって刺激を受け、かえって濃くなってしまう可能性もあるため、注意が必要です。

施術自体は看護師でも対応可能ですが、医師によるシミの見極めは必要になります。

合併症には、火傷、色素沈着、光アレルギーなどがあります。

◆ケミカルピーリング

合併症などのリスクの低さ	★★★★
導入コストの低さ	★★★★
利益率の高さ	★★★
医師の負担の少なさ	★★★★★
集客力の高さ	★★★

専門性の低さ……………………★★★★★

ケミカルピーリングはサリチル酸やグリコール酸などを用いて、古い角質を剥離させ、肌の新陳代謝を促す治療法です。使用する酸の種類や濃度によって、皮膚への深達度、効果、リスクなどは異なります。ニキビ、くすみ、ハリツヤ不足、小じわ、毛穴の目立ちなど、浅く広く肌悩みをカバーすることが可能です。導入コストが低いため、始めやすい治療になります。

看護師でも対応可能です。

合併症には、発赤、落屑、水疱、色素沈着などがあります。

◆医療痩身機器

合併症などのリスクの低さ……★★★★★
導入コストの低さ…………★
利益率の高さ……………★★★

医師の負担の少なさ……★★★★★
集客力の高さ……★★★★
専門性の低さ……★★★★★

医療痩身機器には、「インディバ」などのように**熱を加えることで代謝を高めて脂肪を減らすタイプ**と、「クールスカルプティング」のように**脂肪を凍らせることで脂肪細胞の数を減らすタイプがあります**。いずれのタイプも、看護師が施術することができるため、医師の負担は少ないですが、機器だけの痩身では効果もマイルドです。本気で結果を出すためには、食事指導や薬物療法も併せて行う必要があります。希望される患者さんが限定的であることや、1クール終わればリピートされることも少ないことを考えると、他の治療と比較して、導入の優先度は低いと思います。

合併症には、皮膚の熱傷、凍傷、硬結などがあります。

◆ニードリング

合併症などのリスクの低さ	★★★★★
導入コストの低さ	★★★
利益率の高さ	★★★★★
医師の負担の少なさ	★★★★★
集客力の高さ	★★★★
専門性の低さ	★★★★★

ニードリングとは、機器を用いて皮膚に小さな穴を開けて、創傷治癒反応によってコラーゲンの生成を促したり、開けた穴に薬剤を導入したりする治療法のことで、肌質の改善、毛穴やニキビ跡の改善に有効です。例えば、レーザーによって点状の穴を開ける「フラクショナルレーザー」や、髪の毛よりも細い超極細針で穴を開ける「ダーマペン」、超極細針で穴を開けたうえで針先から高周波を照射する「ポテンツァ」な

どがこれに該当します。

数日のダウンタイムはありますが、トラブルは少なく、効果も実感しやすいため、**若年層を中心に人気の施術**です。また、美容医療の流れの中で、現在最も流行っている治療のひとつでもあります。

看護師でも対応可能です。

合併症には、金属アレルギー、毛嚢炎などがあります。

◆アートメイク

合併症などのリスクの低さ……★★
導入コストの低さ……★★★
利益率の高さ……★★★
医師の負担の少なさ……★★★★★
集客力の高さ……★★★★
専門性の低さ……★★★★★

アートメイクとは、皮膚の表面に近い部分に針を使って色素を注入する治療法です。眉やアイライン、唇などに行われており、眉やアイラインにかけていたメイクの負担を減らせたり、ノーメイクでも綺麗な状態を維持できたりするのが魅力です。タトゥーとは異なり皮膚の浅い部分に注入するため、肌の新陳代謝と共に少しずつ薄くなっていきます。部位によって異なりますが、持続期間の目安は1〜3年程度になります。

アートメイクは医師が行う場合もありますが、医師の指示のもと看護師が行っているクリニックが多いのが現状です。

まず費用面では、導入時に担当する看護師に資格を取らせ、機材を揃える必要があり、**初期段階で100万円近くかかります**。ただし、院内で看護師を育成できる**環境が整えば、材料費のみのコストで回せるようになる**ので、その後の費用の負担はあまりなく、**利益率の高い施術**といえます。**競合が少ない地域では集客力**もありますが、担当看護師の技術に依存することになるため、担当者が退職した時には、すぐに後任が見つからず、継続が難しくなるというリスクもはらんでいます。

合併症には、色抜けなどがあります。また、左右差などの形に関するクレームも発生する可能性があります。

◆シミ対応レーザー（Qスイッチレーザー、ピコレーザー）

合併症のリスクの低さ	★★
導入コストの低さ	★
利益率の高さ	★★★
医師の負担の少なさ	★
集客力の高さ	★★★★
専門性の低さ	★★

Qスイッチレーザーやピコレーザーなどの機器によるレーザー照射によってメラニンを粉砕し、シミを薄くしていきます。シミに対する効果が高いですが、同時に色素沈着など中長期の合併症を引き起こすリスクも高くなるため、医師が施行する必要が

あります。光治療と同じくシミの種類などを診断してから治療適応を決めます。**シミ治療をしっかり打ち出したいクリニックには、必須の治療**といってもいいと思います。

機器のモードを変えることで、ニキビ跡の治療や、タイトニングにも用いることができます。

合併症には、色素沈着、光アレルギー、びらんなどがあります。

◆ヒアルロン酸注射

- 合併症などのリスクの低さ……★
- 導入コストの低さ……★★★★
- 利益率の高さ……★★★★★
- 医師の負担の少なさ……★
- 集客力の高さ……★★★
- 専門性の低さ……★

ヒアルロン酸注射は、ほうれい線、マリオネットラインなどのように、表情とは関係なく、皮膚のたるみなどが原因で生じる「静的シワ」の改善に効果的です。また、おでこ、唇などのボリュームアップにも有効。治療の幅が広く、即効性もあるため、しっかり技術を習得すれば非常に満足度の高い治療となり得ます。

ただし、血管内に注入してしまうと、失明や皮膚壊死など重篤な合併症を起こす可能性もあり、安全な治療を提供するためには手技の熟練が必須です。

また、綺麗な見た目に整えるためには、どこにどの程度注入するのかなどのセンスも求められます。ただし、近年は打ち方のポイントもマニュアル化されているため、導入時に技術指導などを受ければ、ある程度対応できます。

合併症には、血管内塞栓に伴う皮膚壊死、失明、アレルギー、皮下出血などがあります。

◆ボツリヌストキシン注射

合併症などのリスクの低さ……★★★

導入コストの低さ	★★★★
利益率の高さ	★★★★
医師の負担の少なさ	★
集客力の高さ	★★★★
専門性の低さ	★★★

眉間のシワや、おでこのシワのように、表情によってできる「動的シワ」に対する第一選択はボツリヌストキシン注射です。**筋肉をリラックスさせることで、動的シワを改善**させます。ボトックス注射とも呼ばれることもあります。また、**エラに注射すれば、小顔効果が得られ、ワキに注射すれば、ワキ汗を抑える効果が期待**できます。

特に眉間のシワを悩まれている患者さんは多いため、初めは眉間から導入して、おでこ、エラ、ワキなど、適応部位を増やしていくといいでしょう。

合併症は、眉毛下垂、スポックブロウ、眼瞼下垂など、部位によって異なります。

◆医療用ＨＩＦＵ（ハイフ）

合併症などのリスクの低さ……★★★
導入コストの低さ……★★
利益率の高さ……★★★★
医師の負担の少なさ……★★★
集客力の高さ……★★★★
専門性の低さ……★★★★

ＨＩＦＵ（ハイフ）は超音波による熱エネルギーでたるみやリフトアップ効果をもたらす治療です。エステでもハイフは行われていますが、医療用とは照射出力が異なります。

ほとんどダウンタイムがなく、異物の注入を伴わないため、患者さんには受け入れやすい治療といえます。

また、最近はフェムテックブームで、緩んだ膣を引き締めたり、尿漏れや性交痛の改善などの効果がある膣ハイフも注目度が高まっています。産婦人科であれば、膣ハイフは親和性が高いので導入しやすいと思います。

使い方を間違うと皮膚の火傷を引き起こすリスクもあることから、施術は医師が行う場合が多く、看護師で行う場合もある程度熟練が必要です。

合併症には、熱傷、神経障害、皮膚壊死、脂肪の減少による頬コケなどがあります。

◆スレッドリフト

合併症などのリスクの低さ	★★★
導入コストの低さ	★★★★
利益率の高さ	★★★★
医師の負担の少なさ	★
集客力の高さ	★★★
専門性の低さ	★★

時間と共に体内に吸収されるフック付きの**特殊な糸を皮下組織に入れて引き上げ、たるみの改善やリフトアップ効果をもたらす治療法。メスを用いない美容医療のなかでは現時点で最も引き上げ力がある**治療と言えます。医師が施行する必要があり、手術に比べれば短時間で終わりますが、麻酔と施術に多少時間がかかります。

髪の毛埋入や皮下の組織損傷による合併症などが起こる危険性があるため、**手技を行うに当たってはトレーニングが必要**となります。

合併症には、感染、神経血管損傷、耳下腺管損傷などがあります。

合併症などのリスクの低さ	★★★★
導入コストの低さ	★★★
利益率の高さ	★★★★
医師の負担の少なさ	★★★★★
集客力の高さ	★★★

◆メソセラピー

専門性の低さ……………★★★★

肌に浸透しにくい薬剤を気になる部分に針で注入することで美肌効果をもたらす治療法です。肌表面に近い浅い層に作用するため、ちりめんジワや毛穴のひらきの改善、ハリツヤアップの目的で使用します。患者さんが高齢になると効果がわかりにくいかもしれませんが、美容の流行に敏感な層には人気があります。大きな合併症も少ないため、比較的導入しやすい治療のひとつです。ただし、薬剤によっては仕入れが高額になる場合もあり、施術料金も高くなる傾向があります。

合併症には、皮下出血、アレルギーなどがあります。

◆手術

合併症などのリスクの低さ……★
導入コストの低さ……………★★★★★
利益率の高さ…………………★★★★★

医師の負担の少なさ……★
集客力の高さ……★★★★★
専門性の低さ……★

切開法による二重まぶたの手術やフェイスリフトなど、メスを用いて行う治療になります。患者さんにとっては高い効果が実感できますが、その分、痛みなどもあり、高いリスクも伴います。治療にあたっては、しっかりとしたトレーニングが必須であり、万が一の合併症時に自身で対応する能力も身に着けておく必要もあります。そのため、経験者以外にはお勧めしません。原価がほとんどかからないため、高い利益率が見込めます。

合併症は、術式によって異なります。

治療法選びの際は、地域性やバランスも意識して

美容医療を導入する際には、気持ち的にも技術的に負担のない治療法を選ぶことが大切ですが、そのうえで、**病院やクリニックがある地域の地域性や、置かれている状況なども考慮すると、より効果的**です。

例えば、紫外線の強いエリアでは、シミ治療のニーズが高い傾向があります。同じような地域性のあるエリアに病院やクリニックがあるのであれば、シミ治療を積極的に取り入れることをおすすめします。

また、**集客効果が期待できるものと、収益アップが期待できるものをバランスよく組み合わせて、全体として売り上げアップを目指す**というのも効果的です。

私のクリニックでは脱毛はとても人気がありますが、競合クリニックでも行われている施術のため、高い収益につながるわけではありません。けれども、私が対応しなくても看護師が回していけるという強みや、高い集客力で、他の治療を行う人も増えていくメリットを考えれば、私のクリニックには欠かすことができません。

自分自身が負担を感じない身の丈に合った治療法のなかから、地域性や、競合などの施術内容の状況、来院する患者さんのニーズなども考慮して選ぶことが、リスクを抑えて売り上げを上げるための治療法選びのポイントです。

リスク回避のためには断る勇気も持ちましょう

美容医療は、患者さんが求めるゴールを目指して、ゼロからプラスへと引き上げていく治療であることはこれまでにも書かせていただきました。患者さんに満足していただくためには、それはとても大切なことです。でも、場合によっては、患者さんの希望に対して、断る勇気も必要です。

美容医療を頻繁に受けている人のなかには、美容医療に依存しているような状態の人が少なからずいらっしゃいます。また、一般的なレベルを超えてカスタマイズを求めてくる人もいらっしゃいます。例えば、「涙袋を、もっと、もっと、大きくして欲しい」などです。目元は皮膚が薄いため、ヒアルロン酸などを通常の注入量を超えて大量に入れようとすると、ボコボコした肌になったり、不自然な目元になったりしてしまう危険があります。また、頻繁に美容医療をやり過ぎてしまうと、〝ビニール肌〟

と呼ばれるような、まるでビニールを貼ったようなテカテカした肌になってしまうこともあります。せっかく綺麗になることを目指して美容医療を受けたのに、これでは台無しです。当然、クレームのリスクも高まってしまいます。

仮に、ご本人は満足し、喜んで帰っていったとしても、後日、家族からクレームが来るケースもあります。あるいは、友人や家族に「おかしい！」と指摘されて、患者さんご本人の気持ちが、満足から不満足へと変わってしまうこともあるのです。リスクを回避するためには、**頻度にしても、量にしても、理想的とされる一定レベルを著しく超えることは行わないほうが無難**です。

患者さんご本人が望んで希望している施術である以上、希望通り行えば、確実に売り上げにつながります。でも、必要がないことどころか、やらないほうがいい施術を、求められるがまま、行うのは、医師として、本来あるべき姿ではないと思うのです。

私は、そういう場合、患者さんを説得して、施術をせずに帰すようにしています。後でトラブルに発展するぐらいなら、リスク回避の意味でも行わないほうが安全ですし、直後は少し不満を感じられたとしても、きっと後々、不要なことはちゃんと止めてくれる、安心して相談できるクリニックだと思ってもらえると思うのです。

私のクリニックは、美容医療だけでなく、保険診療も行っているので、美容医療だけで売り上げを維持する必要がありません。そのため、そういうケースに対しても、気持ちの面で少し余裕を持って断ることができているようにも感じます。保険診療を行っていて、これから美容医療を導入なさる病院やクリニックの医師であれば、私と似たようなマインドで患者さんと向き合うことになると思います。もし、**限度を超えた治療を求められたり、必要のない施術を求められたら、説得し、断ることも必要**です。それが結果的にリスクを回避することであり、長い目で見たら信頼にもつながると思うのです。

売上カード

定価 1650円 (税10%)

書店名

補充注文カード

書店(帳合)印

売上	月 日
書名	日本一わかりやすい「美容医療導入」の教科書
発行	サンライズパブリッシング
発売	飯塚書店
著者	浜崎 悠紀
定価	(本体1500円+税)

ISBN978-4-7522-9021-6
C2047 ¥1500E

9784752290216

売上 月
書名 日本一わかりやすい「美容医療導入」の教科書

9784752290216

CHATPER 4

病院・クリニックの特化・差別化と地域に愛されるためにすべきこと

クリニックの印象はチームで決まる

保険診療をメインとしている先生方は、本業が忙しく、美容に時間を割く余裕はないと思います。そのため、美容医療を導入する際には、自分の代わりに問診や治療説明、施術をしてくれるカウンセラーや看護師などの存在が不可欠です。しかも、美容医療に対してはサービス業的な要素を求められる患者さんも多く、治療行為そのものだけでなく、その前後の対応も、クリニックのイメージを大きく左右することになります。つまり、**クリニックの印象は、受付×カウンセラー×看護師×医師というチーム全体で決まる**と言っても過言ではありません。どこかのポイントでマイナス評価になることがないように、それぞれが最低限の知識とマナーを身に付け、対応する必要があります。

患者さんが各職種に期待することはそれぞれ異なります。受付は間違えのない正確なお会計、待ち時間への配慮、電話での質問への的確な回答。カウンセラーはお悩みや目的ご要望などのヒアリングと、それぞれの患者さんに適した治療のプランニングの提案。看護師は安全かつ効果的な施術と、施術中の患者さんからの質問への的確な回答。医師は丁寧な対応と治療に関する説明、質の高い技術の提供などです。

それぞれがベストな対応をすることで、患者さんに満足していただくことができ、それが、結果的に病院やクリニックのよい評判にもつながります。

人材は差別化の重要なポイント

美容医療を導入する際には、その治療に対する方針や理念を決め、各スタッフと共有することが大切です。その時、クリニック独自の特徴を出していくことも必要になります。そこで、重視しなければならないのが人材です。

美容医療業界では、どの病院やクリニックでも、同じような美容機器が取り入れられており、同じような施術が行われています。つまり、差別化することが難しい治療法が、かなりの割合で存在しているのです。周辺に競合する病院やクリニックが多ければ多いほど、より一層、他院との違いを打ち出すのは困難になるでしょう。では、その状態で、差別化を図ろうと思えば、一体、どこに重きを置けばいいと思われますか？　それは、技術か人材しかありません。

つまり、美容医療を行う病院やクリニックにとって、**人材は差別化するうえで大き**

なポイントといえます。採用段階で適した人材を選ぶことはもちろんですが、選んだ人材の教育なども大切になります。また、せっかく教育した人材がすぐに流出してしまっては台無しです。スタッフが、気持ちよく働ける環境や、長く努め続けたいと思ってもらえる環境作りを心がけることも必要になります。

地域に根付いたクリニックには安心感が大切

大都市の美容医療クリニックなどでは、受付にしても、看護師にしても、20代の若いスタッフが目につくことが珍しくありません。なかには、あえて患者さんに美しくなることをイメージしてもらえるように、駆け出しのモデルさんなどを受付のアルバイトとして積極的に起用しているところがあると聞いたこともあります。美しさや若さがスタッフを採用する際の基準のひとつになっている美容医療クリニックは、決して少なくないということです。

もちろん、美しさや若々しさをイメージさせて売り上げにつなげるという戦略方法もあるのだと思います。けれども、地域に根付いた形で美容医療を行っているクリニックの場合は、必ずしもその選択がプラスに働く訳ではありません。

私のクリニックの患者さんは、クリニックがある地域の方が中心になります。そして、その目的も、「劇的にどこかを変えたい」というよりは、「美しく年を重ねていきたい」とか、「特別な日のために綺麗になりたい」というものが中心です。美容医療のメインターゲットが大人の方々で、相談内容もエイジングケアに関するものがほとんどのため、**あまりにも若すぎる看護師やスタッフが対応すると、相談しにくいと感じたり、不安に感じたりする患者さんもいらっしゃる**のです。

現在、保険診療を行っていて、美容医療の導入を検討なさっている病院やクリニックの多くは、おそらく、私のクリニック同様に、その地域の方々が美容医療においてもメインターゲットになるのではないかと思います。その場合は、**スタッフを選定する際も、若すぎる人よりは、ターゲット層が話しやすく、技術面でも安心感を与える人を選ぶほうがお勧め**です。基本的なことが身についている経験者を選ぶことは、患者さんが安心して話しやすいという点だけでなく、その後のスタッフ教育が楽になるという意味でもメリットとなります。一方、若い看護師は手技の覚えが早い傾向があり、それはそれでメリットと言えるため、接客が得意な若手を将来を見据えて採用するというのも手です。ただし、女性が多い職場では、結婚や出産などのライフイベントで平均2〜3年程で入れ替わることも多々あります。それを踏まえたうえで、バランスのとれた採用判断をする必要があります。

また、そもそも美容医療を行うクリニックのスタッフ募集には、美容に興味のある人が応募してくる傾向があります。採用したなかには、私も行かないような学会にまで自ら出かけて行って、積極的に新しい知識を取り入れようとしてくれる看護師もいます。そういう「専門的な知識を身につけたい」、「この分野を究めたい」という姿勢を持った看護師は、何らかの分野で美容に関わる資格を取得している傾向が多いのも特徴です。看護師として、しっかりとした経験があることは間違いありませんし、そういう人は、美容に関しても究めていってくれる傾向があります。そのため、**美容に関する資格をすでに持っている看護師を積極的に採用するのもお勧め**です。

人材を重視するなら、スタッフの状況も把握して

現在、私のクリニックは、私とアルバイトの医師1人を除けば、10人前後のスタッフで回しています。受付が3人、カウンセラーが2人、看護師が5～6人です。辞めたりする人もいるので、多少の増減はありますが、ここ数年くらいは、このくらいの人数を常に保っています。

病院やクリニックの規模、経営者としての考え方にもよるので、一概には言えませんが、私のクリニックの場合は、このくらいの人数がベストだと感じています。私はトップダウン方式で仕事を行うのが好きなので、10人くらいのほうが全体に目が行き届き、効率的に仕事ができるのです。

また、**全体に目が行き届くということは、人材を維持するためにも大切なポイント**になります。病院やクリニックのスタッフは、どうしても女性が多くなりがちです。

そして、一定数を超えると、派閥などができやすくなる傾向があるように感じます。それが病院やクリニック内の人間関係に影響を与え、業務に支障をきたすことにも発展しかねないのです。

私自身も何度かそういう経験をしました。例えば、一時期、新しく採用した受付が短期間で頻繁に辞める状況が続いたことがありました。1度や2度ならず、何度も同じことが繰り返されたのです。気になって調べてみると、原因はお局様的な受付スタッフとの折り合いが悪かったことによるものでした。またある時は、スタッフ数人が同じタイミングで辞めたこともありました。偶然そうなったわけではなく、「あなたが辞めるなら私も辞める」と、同じ派閥だったスタッフがグループで一緒に辞めていったのです。

よい人を選定して採用し、指導や教育をして一人前に育てても、育てたそばから出ていかれては意味がありません。また、数人のスタッフに一緒に辞められてしまっては、当面、クリニックを回していくのも難しくなってしまいます。人手不足になれば、その分、患者さんへも十分な対応ができなくなるため、病院やクリニックの評判も悪くなりかねません。

しっかり教育を行った有能なスタッフには、長く務めてもらえるに越したことはありません。経営者として、スタッフが務めやすい環境づくりを行うことはもちろんですが、日々、全体に目を行き届かせて、人間関係などに変な歪みが生じていないか気にかけ、何か違和感があれば早めに対処することも大切です。病院やクリニックの規模によっては、自分自身で全てに目を行き届かせるということは難しいこともあるかもしれません。その場合は、時々、スタッフとワン・オン・ワン ミーティングを行うなど、別の形でスタッフの不満を把握して、対処できるようにするのがお勧めです。

業務はマニュアル化すべし

美容医療を行う病院やクリニックにおいて、スタッフ数の維持はライフラインになります。看護師の数で一日に施術できる件数が変わってくるからです。でも、どんなに働きやすい環境を整えても、スタッフの退職や入れ替わりをゼロにすることはできません。特に女性が多い職場の場合は、出産や家族の転勤など、やむを得ない事情で退職するケースもあるため、予期せぬタイミングで、スタッフが減ってしまうことも少なくありません。そのため、普段からスタッフの退職が続いた時を想定して、対策をしておくことも必要です。

そこでお勧めなのが、できる限り**業務を誰にでもわかりやすい形でマニュアル化すること**です。私のクリニックでは、準備する物品や施術の流れは文章に、施術の手技は動画にして残しています。そして、急にスタッフを採用したり、増員したりしなければならなくなった際には、新たなスタッフに、その文章や動画を読んだり見たりしてもらい、当院の業務の基本的なやり方を学んでもらうのです。

また、同時に**経営者としては、人材が足りない期間を極力なくすように努力する必要も**あります。そのため、私のクリニックでスタッフを募集する際には、すぐに応募者が来てくれるように、近隣のクリニックよりも給与を少し高めに設定して募集しています。さらに、人材を募集してない時でも、日頃から当院で学べることや、職場の雰囲気のよさが見て取れる写真などをＳＮＳでアップするなど、未来のスタッフも意識してクリニックのＰＲをするようにしています。

失敗は、共有して繰り返さない

ミスを繰り返すことは、些細なことであっても、病院やクリニックのイメージを損なうことになります。地域に根付いた病院やクリニックであればなおのこと。スタッフが入れ替わり、そのスタッフがミスをしたのは初めてだったとしても、患者さんから見れば、「前にも別のスタッフが同じミスをしましたよね」ということになりかねないからです。そのため、過去のミスやクレームなどのマイナスな出来事も、言語化して、その後に入ってくるスタッフにも共有し、同じ失敗を繰り返さないようにしていく必要があります。

私のクリニックでは、ミスやクレームに関しては、その都度、専用のノートに書き込んでもらうようにしています。そして、新しく入ってきた人には、まずそれを読んでもらうのです。

人は失敗をする生き物です。そして、たとえスタッフが入れ替わっても、同じようなシーンでは、同じような失敗を行いやすいのです。例えば、〝保険証を患者さんに返し忘れる〟などは、クリニックの受付でよくある失敗談です。私のクリニックでも、同じ失敗をノートに書き込むようになる前には、新人の受付が必ずと言っていいほど、同じ失敗をしていました。そのため、人が変わっても同じことを繰り返すことがないように、ノートに書き込んで現在のスタッフはもちろん、未来のスタッフとも、情報を共有できるようにしたのです。

まずミスを起こしたスタッフ本人が、そのことを書き込みます。そして、同じことが起こらないようにするためにはどうすべきか、自分で考えてもらうのです。そして、翌日のカンファレンスでどうすべきかを発表してもらいます。自分でしっかり考えることで、改善すべきことも身に付きやすくなります。また、それをノートに記すことで、今はこの場にいない未来のスタッフとも、このミスとそれを回避するための方法を共有することができます。その結果、病院やクリニック全体のサービスの質を上げ、患者さんの満足度を高めることもできるのです。

技術力アップと人材育成は欠かせない

この章の「人材は差別化の重要なポイント」でも書かせていただきましたが、同じ機器や同じ薬剤を用いて治療を行う美容医療クリニックが多いなかで、差別化を図ろうと思えば、ポイントとなるのは技術か人材の他にありません。そして、技術力を高めるためにも、人材育成のためにも、学びの場は必要になります。それは自らが調べたり、先輩などに聞いたりしやすい雰囲気があるというだけでなく、病院やクリニックとしても、勉強会を開いたり、先輩が後輩を指導するようなシステムをしっかり構築することが必要になります。

〝パレートの法則〟をご存じでしょうか。これは、イタリアの経済学者ヴィルフレド・パレートが提唱した、〝結果の8割は、特定の2割の要素が生み出している〟という法則です。もう少しかみ砕いて表現するならば、〝売り上げの8割は、優秀な上位2

割のスタッフが生み出している〟ということになります。

上位2割の優秀なスタッフは、どんな組織にもいるはずです。その人たちを勉強会の演者に任命したり、普段から他のスタッフに指導してもらえるようにしておくと、自然と、全体的に技術が高まり、人材育成にもつながります。**それぞれの職種の優秀なスタッフを味方にして技術力アップと人材育成を行い、最強の掛け算を導き出すことをお勧めします。**もしその優秀なスタッフが辞めた時も、残ったスタッフの中から2割の人が優秀なスタッフに育つこともパレートの法則の面白いところです。

得意な治療法で差別化を図ろう

美容医療の世界では、クリニックが異なっても、同じような機器を使って同じような施術が行われることが多々あります。それは、美容医療を導入したばかりのクリニックでも、一定レベルの治療が行えるというメリットにもつながりますが、その反面、オリジナリティが出しにくく、他の病院やクリニックとの差別化が難しくなるという面もあります。**そこで効いてくるのが、もうひとつの差別化を図るポイントとなる技術です。自分の得意分野を活かした治療法を取り入れて、差別化を図りましょう。**

投資の世界では、安定した運用をする〝コア（中核）〟と、積極的な運用をする〝サテライト（衛星）〟に分けてバランスをとる「コア・サテライト戦略」という運用法があります。美容医療を導入する際にも、その考え方は応用できます。患者さんのニーズは無視できませんが、それだけでは差別化が難しくなります。まず、その地域では誰にも負けないコアの治療を作り、そのうえで、患者数が多い他のサテライトの治療を取り入れるようにすることが大切なのです。

例えば、私のクリニックの場合は、形成外科医としての専門性を活かし、手術なども行えることが大きな強みとなっています。他のクリニックのケースでも、保険診療の診療科と親和性の高い治療法を取り入れることで、患者さんの集客につなげるだけでなく、専門医が専門分野に関わる美容医療も行ってくれるという安心感につなげることもできます。また、複数の治療法を組み合わせるなどの工夫によって、「シミ治療といえば、あのクリニック」というように、特定の症状の治療に強い印象をアピールすることも可能です。自分の病院やクリニックの個性は、自らの得意な治療法でアピールし、差別化につなげるのがお勧めです。

カウンセリング体制を整えよう

患者さんのニーズを引き出して、必要な治療につなげ、満足度を高めるうえで、カウンセラーの働きはとても大切になります。第2章でもカウンセリングの重要性についてお伝えしましたが、私は、**美容医療を導入するのであれば、カウンセリング体制はしっかり整える**べきだと考えています。私自身、カウンセラーを入れたことで売り上げや患者さんの満足度が大きくアップしたことを実感しているからです。

しっかりカウンセリングを行うためにはテクニックが必要です。でも、そのテクニックを自ら編み出していくのは難しいことだと思います。患者さんによって状況や要望は異なるため、それぞれ必要な対応は違ってきますし、治療法を提案する際にも、対応を間違えれば、患者さんに〝押し売り〟と取られかねない危険があるためです。それでは、満足度を高めるどころか、クレームを生み出すことになってしまいます。

カウンセリング体制がまだない病院やクリニックであれば、**最初はカウンセリングの指導ができる人を外部から呼び込むことを検討してみてください。**マニュアル化したような決まりきった対応ではなく、それぞれの患者さんの希望や状況、性格なども見極めながら適したものを提案できるようになるまでには、最低でも半年、長ければ1年くらいかかるかもしれません。でも、一回育ってしまえば、今度はそのカウンセラーに、新人の指導をしてもらうことが可能になります。**カウンセラーの育成には時間も予算もかかりますが、それ以上の価値がある**と思います。

美容医療では、接客や接遇スキルも重要に

私は、看護師の採用面接の時に、「これまで病棟の業務経験はあると思うけれど、うちに来たら、接客や接遇の面でも結構鍛えられますよ」という話をよくしています。美容医療を行うクリニックには、それほど接客や接遇スキルが求められるのです。

美容医療では、施術する時間だけでなく、カウンセリングの時間などもあり、**患者さんと接する時間が長くなります。**1回の診療が、1時間前後に及ぶことも少なくありません。しかも、病気や怪我などで来院している保険診療の患者さんとは違い、美容医療の患者さんは、会話を楽しむ余裕のある元気な方ばかりです。なかでも、特に時間の長いカウンセリングの時間は、プライベートなお話しなどにも触れながら、話しやすい雰囲気を作り、やり取りをしていくことが増えます。それだけ、**会話を通じて患者さんと仲良くなる機会がある**ということです。そのおかげで、「あのカウンセラー（看護師）ともう一度お話をしたい」、「あのカウンセラー（看護師）だったら気軽に話せる」と、カウンセラー（看護師）の接遇力が集客につながることもあるほどです。

地域に根付いた病院やクリニックに対しては、患者さんご自身も、ビジネスライクなつながりではなく、温かみのある関係性を求めている方が多いように感じます。イメージするならば、美容室における美容師とお客様のような関係です。お客様は綺麗になることだけでなく、カットやパーマをする間の美容師との会話も楽しんでいるのです。私のクリニックでも、そのような傾向はあると感じています。

そのため、私は、スタッフにお願いし、**カウンセリング中や施術中の患者さんとの会話の内容について、カルテに書き込んでもらう**ようにしています。例えば、「来月、ハワイ旅行をする予定がある」などをメモしてもらうのです。すると、次にお会いした際には、「そういえば、ハワイどうでしたか？」と質問ができ、会話が弾むのです。患者さんの立場から見ても、たくさんいる患者さんの一人として扱われているのではなく、しっかり自分を認識して対応してくれているのだという印象になるので、プラスの印象を与えることにもなります。

会話を通じて、患者さんのライフスタイルなどを知れば、そこから話しを広げていくことができます。そして、更に深い会話にもつなげていくことで、より親しくなり、相談しやすい関係や、よりよい信頼関係も築いていくことができます。そういう患者さんとの関係は、地域に根付き、地域の人たちに愛される病院やクリニックとして、大きな財産になるはずです。

選ばれ、愛される病院・クリニックになる

美容医療におけるトラブルが増えるなか、消費者庁と厚生労働省が、美容医療を受ける前に確認してほしい事項についてチラシを作り注意喚起をしています。その4つのチェック項目は以下になります。

Check1 使用する薬などがどのようなものか、自分でも説明できますか？

Check2 効果だけでなく、リスクや副作用などについても知り、納得しましたか？

Check3 ほかの施術方法や選択肢の説明も受け、自分で選択しましたか？

Check4 その施術は「今すぐ」必要ですか？ 最後にもう一度、確認しましょう。

これは利用者に向けた内容ですが、逆に言えば、患者さんにこのような不安を与え

ないようにすることが、選ばれ、愛される病院やクリニックになるためには必要ということでもあります。

例えば、Check1は、とCheck2は、美容医療を行う病院やクリニックサイドが、用いる薬や治療法についてしっかり説明できているか、都合のいい話だけでなく、施術のリスクや、合併症、副作用などのデメリットに関してもしっかり説明したかどうかが問われるチェック項目になります。

また、Check3は、「この治療法でなければ治らない」とか、「この治療法を選ばなければならない」かのような誤認を与えることなく、きちんと適した治療法を複数提案し、患者さん本人に選んでもらえているかどうかが問われています。病院やクリニックが売り上げのためにお勧めしたい治療法や、自分たちが経験値を上げるためにやりたい治療法などを勧めるのではなく、患者さんファーストで適した治療法をきちんと提案することが求められているのです。

Check4では、必要のない契約を結ばせようとしていないか否かが問われています。「今、契約すれば安くできる」と今すぐ契約させようと仕向けたり、「即、治療をしなければ間に合わなくなる」など、危機感をあおったりするのはもちろんNGです。治療について説明したうえで、患者さんが治療を受けるか否か悩んでいるのだとしたら、それは、説明を受けたうえでも不安や疑問点が残っていたり、心に何かが引っかかっていたりしているからに他なりません。無理に契約を交わそうとするのではなく、どこに疑問や不安を感じているのかを確認して、改めて説明をしたり、しっかり検討してもらえるように日を改めたりすることも必要です。

そういう誠実な対応の積み重ねの結果が、地域住民に選ばれ、愛されることへとつながるのです。

CHATPER 5

集客・プロモーション方法について

私が実践した宣伝・PRについて

美容医療を行う病院やクリニックの場合、宣伝やPRは欠かせません。病気や怪我を治療しようとして駆け込んでくる保険診療とは違い、美容医療の場合は、そこに病院やクリニックが存在し、望んでいるような美容医療を行っていることをまず知っておいてもらわなければ、受診を検討する際の選択肢にものぼらないからです。

当然、私もクリニックの開業後は、様々な宣伝・PR活動を行いました。例えば、テレビCM、タウンページの広告、電柱看板、紙媒体のタイアップ広告などです。そんな様々な宣伝・PR活動をした私の実感としては、必ずしも、効果が出るものばかりではなかったということです。

テレビCMは主婦層が見ていそうな時間帯に3ヶ月ほど試しに流してみましたが、「こんなところがあるんだ」という認知はしてもらえたかもしれませんが、集客にはそれほどつながりませんでした。タウンページの広告は、1年掲載しましたが、そもそもスマートフォンなどの普及によって見る人自体が少なくなっていることもあり、ほとんど成果はありませんでした。電柱看板は、「クリニックはこちら」みたいな感じで、予約して来院する人にとっての道路標識として機能はしていた気がしますが、この看板だけで新規の患者さんが増えるような効果はなかったように感じます。一方、紙媒体のタイアップ広告はとても効果がありました。もちろん、これらは私のクリニックの場合であり、あくまでも私の実感によるものですので、場所や状況が変われば、結果は違ってくるかもしれません。

ここからは、実際に私が行った宣伝・PRの中から、効果が実感できたものを紹介していきます。**私も、いろいろな宣伝・PR方法を試しては、成果を確認し、費用対効果がよいものを残しながら集客を行ってきました。**私の経験もひとつの参考にしながら、**ご自身の病院やクリニックに適した方法を見出していただければと思います。**

新規の患者さんの獲得にはフリーペーパーが有効

地域に根付いた経営を行う病院やクリニックが、美容医療を導入した場合は、その地方で発行されているフリーペーパーや地方紙などに広告やタイアップ広告を載せるのはとても有効です。私も、開業後しばらくの間は、認知をしてもらうためにフリーペーパーはよく活用していました。地元でフリーペーパーを出している2社と、半年や1年の長期契約をして、タイアップ広告を出していたのです。例えば、「シミについて教えてください」みたいな内容の取材記事タイプの広告です。

そのタイアップ広告は、思っていた以上に集客効果がありました。私のクリニックでは初診の時にアンケートに答えてもらっているのですが、当時は、来院のきっかけに関する質問で、「フリーペーパー」に○をつける人がとても多かったのです。広告系はいろいろやってみましたが、年間契約をしてもすぐに元が取れるくらい、一番反応がよかったのがこのフリーペーパーでした。

フリーペーパーや地方紙などは、その地域に住んでいる人の目にとまる機会が増えます。美容医療を導入したことを知らしめ、新規の患者さんを獲得するためには、まずは、地域に密着した情報を掲載している雑誌や新聞などへの広告掲載を検討するのがお勧めです。

取材の依頼は極力受けよう

前頁でフリーペーパーへのタイアップ広告が効果的であったことは書かせていただきました。その**タイアップ広告を出すきっかけとなったのは、実はフリーペーパーからの取材依頼**でした。

開業して間もない頃、確か『シミの特集』だったと思うのですが、先方から取材協力の依頼があったのです。先方の企画ページのため、もちろん広告料などは一切請求されませんでした。そこで、取材を受けることにしたのです。**すると、「記事を見た」といって来院する人が増えたのです**。あまりの反響のよさに驚き、以後、1年契約などで広告を出すことにしたのです。

クリニックのある地域の住民がよく目にしている冊子やテレビ番組などの取材を受けることは、その地域の人に病院やクリニックのことを知ってもらうのにとても効果的です。たとえ小さな扱いだとしても、その効果は決して小さくはありません。ましてや、広告料がかからないのであれば、費用対効果は最悪でもゼロ以上になることは確実です。「企画内容に賛同できない」などの理由が無いのであれば、**地域の雑誌やテレビの取材依頼は、お試し感覚で協力してみるといい**でしょう。そのうえで、成果を感じたのであれば、その媒体に広告を出すことを検討してみるのも有効だと思います。宣伝やＰＲ効果が得られて、かつ、費用もかからないことは、とりあえず、一度試してみるのがお勧めです。

医療情報サイトや雑誌でPR効果を

開業して2～3年位の間はフリーペーパーのタイアップ広告などを中心に宣伝費用をかけていましたが、最近は、**医療情報サイトなどにもPRのための出費**をしています。例えば、ウェブサイトの『ドクターズ・ファイル』や、そのムック版とも言える『頼れるドクター』などです。

そもそも『ドクターズ・ファイル』は、先方から取材の依頼がくるのです。そして、それ自体は無料になります。ただし、有料コースにすることで、その記事を長期間掲載し続けることができたり、紹介される内容がより詳しくなったりするので、私は依頼されると〝有料コース〟にしています。

有料にすれば、いわゆる広告と同じような感じにはなりますが、最初の出発点が先方から選ばれているということもあり、純粋な広告とは違う気がしますし、**病院やク**

リニックを掲載する媒体という特性上、掲載されることで、得意分野に関する権威性も上がり、病院やクリニックのイメージアップにつながると思うのです。特に、そういうことを気にする患者さんは、しっかり下調べをして病院やクリニックを選ぶため、一定の集客効果もあると思います。

もし、あなたの病院やクリニックに取材依頼があった場合は、〝有料コース〟にすることを検討してみるのもいいかもしれません。

PRツールでは代表者の顔を出すべし

美容医療を行っていることをＰＲするためには、パンフレットを製作したり、雑誌などの媒体に記事広告を掲載したり、独自のウェブサイトを作ったりすることと思います。その際、**院長などの顔の画像はぜひ入れるべき**だと思います。

と言っても、院長が広告塔となって、全面的にＰＲ活動をするという意味ではありません。ページの片隅や、画面の端に小さく入っているだけで十分です。それだけで、患者さんの安心感がぐっと高まるのです。

最近、スーパーマーケットなどに行くと、生産者の顔写真が掲載された野菜や果物などを目にするようになりました。「私がこういうこだわりを持って育てました」というメッセージとともに生産者の顔写真を添えることで、消費者の安心感や親近感が高まるメリットがあるためです。

それは美容医療の世界でも同じです。「私が責任を持って対応します」という意味を込めて、顔の画像を掲載することで、患者さんに安心感を与えることができるのです。

もし、顔の画像を掲載することに抵抗があるのであれば、似顔絵イラストでもかまいません。特徴をしっかりとらえたイラストであれば、実際に患者さんが来院してきたときに、「あのイラストの先生だ」と認識できるため、同じような安心感を持ってもらうことができます。

顔写真の掲載は、患者さんに安心感を与えるメリットがあります。が、同時に、医師にとっても、改めて襟を正し、誠実に対応しようという気持ちをより一層強めるきっかけにもなります。

独自のウェブサイトは最高の集客ツール

私の実感として、**新規の集客効果が一番高いのは、自分のクリニックのウェブサイト**です。そのため、病院やクリニックを経営するのであれば、ましてや、美容医療を導入するのであれば、**ウェブサイトはしっかり作ることをお勧め**します。

病院やクリニックの特徴や、どういう治療を行っているのかはもちろん、それぞれどのくらいの価格で治療できるのかなどもわかりやすく表記するように心がけましょう。さらに、**クリニックの雰囲気などを伝えることも大切**です。そのため、私はホームページ内に、スタッフに制作してもらった動画もアップしています。院内の雰囲気はもちろん、お勧めの治療法などについても動画を用いて説明すると伝わりやすいように感じます。さらに、ホームページに組み込んだ動画をYouTubeと連携させることで、宣伝ツールとしての効果が高まり、集客効果が高まるように感じます。

今はスマートフォンなどの普及もあり、文章を読むよりも、情報を動画でチェックすることに慣れている人が多いので、ホームページに動画をアップすることは、視覚的に、分かりやすく雰囲気を伝えることができるので、とてもお勧めです。ぜひ、ウェブサイトを作る際には、動画をアップすることも検討してみてはいかがでしょう。

無料ツールはリピーター向けのPRに活用

私は**宣伝やPRは費用対効果が大切**だと考えています。かけた費用に見合う集客がなければ意味がないからです。その点、**Google ビジネスプロフィール（旧 Google マイビジネス）やインスタグラム、YouTube などは無料なので、費用は気にせずに活用することができる**のでお勧めです。

YouTube に関しては、前頁で書かせていただいた通り、クリニックのホームページと連携させて集客につなげています。でも、その他の無料ツールに関しては、私のところでは、クリニックや治療法に関する新しい情報をお知らせするために活用しています。新規の集客目的というよりは、基本的には**既存の患者さん向けのPRツール**としての役割です。

もちろん、広告料を払って、インスタグラム広告や、リスティング広告を出すのもいいと思います。特に、都市部に病院やクリニックがあったり、そういうツールをよく活用している客層がメインターゲットだったりするのであれば、利用してみる価値はあると思います。

いずれにしても、無料で活用できるツールは上手く活用すると便利です。その反応なども踏まえたうえで、費用対効果を考慮して、有料の広告などを利用するのがいいか検討してみるといいかもしれません。

悪い口コミもしっかり拾って反省する

美容医療におけるリピート率は満足度と比例するものだと思います。期待以上であれば満足して「また来たい！」と思ってもらえると思いますし、「がっかりした」と感じた人は、二度と来院してくれないでしょう。つまり、満足度を高めることが、リピート率を高めることにつながるのです。

そのためには、前章の「クリニックの印象はチームで決まる」でも書かせていただいたように、**スタッフそれぞれが技術や対応のレベルを最大限に引き上げ、チーム全体で最高の美容医療を提供することが大切**です。また、同じく前章の「失敗は、共有して繰り返さない」に書いたように、**万が一ミスをしたとしても、反省し、繰り返さないようにすることも重要**です。でも、すべてのミスを、ミスを犯した人が自分で認識できているわけではありません。その場で患者さんに注意されたり、クレームを言われれば、すぐに気づくことができますが、なかには、不満を感じていても何も言わずに帰宅し、後日サイトの口コミに不満を書き込む人もいるのです。

そこで、私のクリニックでは、Google ビジネスプロフィール（旧 Google マイビジネス）などの口コミもチェックして、**月に1回のペースで悪い口コミも拾い上げる**ようにしています。そして、カンファレンスの際に発表し、今後そのような悪い口コミになることがないよう、**ミスを犯したときと同様に共有して反省する**ようにしています。

そうやって、地道に不満要素をひとつひとつ潰していくことが、満足度を高めることになり、リピート率のアップにもつながります。

病院・クリニック全体でリピーターを増やす

保険診療を行っている病院やクリニックであれば、既に一定の患者さんがいらっしゃると思います。その状態で美容診療を導入するのであれば、まず、既にいる患者さんに向けて、美容医療を始めたことや、どんな治療ができるのかなどをアピールするのが有効です。

病院やクリニックには、病気や怪我の患者さんはもちろんですが、その患者さんに付き添って来た人や、送り迎えのために来た人など、地域の人たちが、日々、大勢出入りすることになります。そして、その人たちは、一定時間待合室などで過ごすことになります。つまり、**待合室は、絶好のＰＲの場**なのです。

そこで、**私のクリニックでは、待合室で美容医療に関するＶＴＲをモニターに映し出すようにしています**。チラシやパンフレッドなどでＰＲすることもできますが、そういうツールは、最初から興味を持っている人でなければ手に取って読んでもらえない可能性が高くなるため、広く大勢の人にPRをしたい時の手法としては、あまり向いていません。その点、動画であれば、なんとなくであっても、多くの人に見てもらえる機会が増えるのでお勧めです。特に、待合室にいる時間は手持ち無沙汰になる人が多く、意外と見てもらいやすい傾向があります。そうして、「今度は、美容医療を受けに来てみようかな」とか、「美容医療クリニックに行くのは抵抗があったけれど、保険診療でもお世話になっているここでできるのであれば、一度相談してみようかな」と思ってもらえれば、大成功です。

流すVTRは、テレビCMではないので、プロが制作したような本格的なものでなくても十分です。むしろ、地域に根付いた病院やクリニックであれば、手作り感のあるもののほうが、患者さんにも親しみを感じてもらえ、かえって好印象かもしれないくらいです。実際、私のクリニックで流している動画は、動画作りに興味のあるスタッフにお願いして作ってもらったものです。最近はスマートフォンなどで動画を撮り慣れている人も多いですし、動画作りに役立つアプリなども増えているので、身近な知り合いなどに、動画作りが好きな人や、得意な人がいたら、そういう人に頼んでみるのもいいのではないかと思います。

新規の患者さんを取りに行くことも必要ですが、既に保険診療でつながりのある患者さんを大切にし、その人たちに美容医療を始めたことを知らしめ、興味を持ってもらうことも重要です。**保険診療と自由診療の垣根を越えて、病院やクリニック全体として、しっかりリピート率を高めていくようにしましょう。**

アフターカウンセリングで美容医療のリピート率アップ

美容医療の現場では、一般的にカウンセリングは行われていますが、アフターフォローまで行っているところは少ないと思います。でも、私は、やりっぱなしにするのではなく、最後まで責任を持って対応することを大切にしたいと思っています。そこで、3年目ほど前から、施術終了後に、アフターフォロー目的で、カウンセラーによるアフターカウンセリングを取り入れています。

アフターカウンセリングをすることで、施術後に十分な効果が得られていることを、患者さんと一緒に確認することができますし、万が一、施術直後には分からなかった不調があったとしても、すみやかに把握して対応することで、不満を解消することもできます。でも、それだけではありません。気になっていた部分が治ったことで、「今度はココが気になる」といった新たな悩みや要望を拾い上げる場にもなるのです。

施術後の状態を確認して、追加で治療したいことがなければそれで治療は終了しますが、**新たに気になる部分が出てきた場合は、リピートにつなげることができるというのがアフターカウンセリングのメリット**です。その地域に住んでいる人の人数は限られているため、新規の患者さんを永遠に増やし続けて行くことは難しいのが現実です。また新規の患者さんをゲットするためには、宣伝コストも高くつきます。その点、既に来院経験があり、美容医療にも興味を持っている患者さんの新たな要望を聞き出すことで、リピートにつなげることができれば、とても効率的といえます。リピートする割合は、私のクリニックの場合はおよそ2割程度ですが、それを取りこぼさないようにすることは重要です。

アフターカウンセリングは、患者さんの満足度を高めるとともに、一部の患者さんの新たな要望を拾い上げ、リピートにつなげる意味でとても有効です。カウンセリング体制を整えたのであれば、ぜひ、アフターカウンセリングも行うようにするのがお勧めです。

地域の相場を崩さない料金設定を心がけよう

美容医療の施術料金は、その病院やクリニックが自由に決められます。上限の制限もないため、高く設定することも可能です。とはいえ、高すぎれば患者さんから敬遠されかねません。また、その高い料金にふさわしいサービスを期待されることになるため、見合わないと判断された場合は、クレームにつながることもあります。**基本的には、その地域の美容医療の価格相場から大きく逸脱しないようにするのがお勧めです。**

ここで言う〝その地域の美容医療の価格相場〟には、基本的には大手美容医療クリニックの料金は含みません。全国展開している大手美容医療クリニックと、個人が経営している病院やクリニックでは、規模が違いすぎて価格で勝負するには分が悪いからです。そこは価格ではなく、技術や人材で勝負すると割り切りましょう。

つまり、参考にするのは、同じ地域で営業している、個人が経営しているような規模の病院やクリニックの美容医療の施術料金です。どの治療をどの程度の金額で行っているのかを検索すれば、**その地域のそれぞれの治療法の平均値やおおよその相場は分かってくると思います。その平均値を基準に設定**していくといいでしょう。例えば、自分が得意としている治療法であれば、平均よりも少しだけ高めに設定したり、誰が行ってもあまり技術的な違いが感じられない機器を使った施術に関しては、ほぼ平均値前後にするなどのイメージです。また、集客目的の治療法に関しては、あえて平均よりも安めに設定してみるというのもひとつの方法です。

美容医療は自由診療なので、どこまでも高額に設定することは可能です。でも、患者さんの相場感覚から大きくくずれた価格設定では、当然選んでもらえなくなってしまいます。高所得層をターゲットにした特別な施設にするのであれば話は別ですが、地域に根付いた病院やクリニックで、地域の人たちに向けて美容医療を提供するのであれば、その地域の相場を意識したうえで、価格設定を行う必要があります。そして、それは、自分たちを含めた、その地域の病院やクリニックの経営者や医師を守るためにも大切なことです。地域の美容医療の価格相場を無視し、集客のために、施術料金を安くしすぎてしまえば、競合との価格競争に突入し、さらに安くせざるを得ない状況に陥る危険もあります。その状態が続けば、人件費や使用する薬剤、地代など、コストをまかなうことすら厳しくなってくる可能性もあるのです。

患者さんに、「高すぎて利用しづらい」などの不満や不安を感じさせることなく、自分の病院やクリニックを選んでもらうためにも、価格競争で自分たちの首を絞めないようにするためにも、適切な料金設定を心がけましょう。

キャンペーンを効果的に打ち出す

秋になるとシミ治療を希望する人が増えるなど、美容医療の世界では、季節によって、需要が高まる治療法があります。また、卒業シーズンなども、悩みを改善して、新たな気分で次のステップに踏み出せることから、美容医療を受ける人が増える時期と言われています。このように美容医療には、忙しくなる時期があります。その一方で、そうでもない時期もどうしてもでてきます。そんな、**患者さんが少ない時季や、安定した集客がまだできていない美容医療を導入した初期段階などは、キャンペーンなどを利用して、集客するのも効果的**です。

たとえ患者さんが少ない時期でも、基本の料金設定そのものを変えて下げてしまうのはあまりお勧めにできません。一度下げてしまうと、状況が変わっても、料金を元に戻しにくくなるからです。その点、キャンペーンとして打ち出せば、基本の料金設定自体は変えることなく、特定の治療法を特定の期間だけ、お得な料金で提供することができます。その治療法が気になっていた患者さんとしても、「安くなるのなら、この機会にやってみようかな」という気持ちになりやすくなり、集客力につながる可能性が高まります。

また、ニーズが高まるタイミングで、競合に打ち勝つためにキャンペーンを活用するのも有効です。例えば、シミ治療の患者さんが増える時期に合わせて、シミ治療に特化した魅力的なセット治療のキャンペーンを行ったりすることも、他院に行っていたかもしれない患者さんを自分の病院やクリニックに呼び込むテクニックのひとつです。

私のクリニックでも、平日になると美容医療の患者さんは少なくなる傾向があるので、「平日限定プラン」を作っています。また、ヒアルロン酸注射などのように1年1回行うのが効果的な治療法に関しては、患者さんが継続して利用しやすいように、ボーナス時期に合わせて12月と7月にお得なキャンペーンを行ったりもしています。

キャンペーンは患者さんが少なくなる時期や時間に集客したり、興味があっても価格的に手が出せないと思っていた人にお得に施術が受けられる期間を提案したり、効果を持続させるために患者さんが定期的に利用しやすい状況に導いたりするのに、とても有効な手段です。**適切な状況やタイミングで、適したキャンペーンを打ち出すことで、集客や売上げにつなげることができます**。また、患者さんに通いやすいと思ってもらえるキャンペーンを打ち出すことで、地域に愛される病院やクリニックとしての立ち位置を確かなものにしていくこともできます。状況やタイミングをしっかり見極めて、その時の患者さんの心に刺さるものを打ち出すようにしましょう。

CHATPER 6

美容医療の導入事例とアドバイス

相談・質問と回答事例紹介

私のクリニックでは、保険診療と美容医療を行っており、それなりの成果も出せていると思います。そのため、他の医師や、クリニック経営を考えている人から、「美容診療を導入したいんだけれど……」と相談されたり、「美容医療クリニックを始めたいんだけれど、どうすればいい？」とアドバイスを求められたりすることも増えてきました。ここからは、**私が美容医療の導入をお手伝いした事例を、いくつかご紹介**したいと思います。

クリニックのあるエリアや背景によっても戦略は変わってきます。そのため、一定の成功法則というものはありませんが、**今ある状況と目指す方向性を確認しながらそれぞれに合わせた経営方針ご提案をさせていただきました。**

事例1 医師ではない人が美容医療クリニックを経営するケース

〈相談内容〉

美容クリニックを立ち上げたいと思っているAさんのケースです。Aさんの旦那さんは内科の医師で、開業をしていました。でも、Aさんは、旦那さんに美容医療を導入してもらうのではなく、旦那さんのクリニックとは別の場所に、自ら美容医療クリニックを開業したいと考えていました。ただし、Aさん自身は医師免許を持っていません。そのため、医師やスタッフを雇って、美容医療クリニックを経営することにしたのです。Aさんも、雇った医師も美容医療未経験のため、どういうことから始めればいいのか分からず、教えて欲しいというご相談でした。

〈アドバイス&コンサルティング内容〉

開業後に、理想の経営と、現実とのギャップが浮き彫りになることは少なくなく、そのギャップが大きければ、過大な設備投資をしたにも関わらず、あっさりと閉業に至ることもあります。

今回のケースも、理想と現実にギャップを感じやすくなる危険があります。**一番の問題は、経営者も、雇われる院長も、美容クリニックでの勤務経験がないこと**にあります。場所や機器などのハード面は準備できても、集客や人材育成などのソフト面についてのノウハウがないことや、医師の技術などによる差別化が難しいことがネックになってしまうためです。

このような場合には、**医師の技術などによって差別化するよりは、人脈を生かし、周辺地域と競合しないようにブランディングしたり、それに合わせた治療を導入することが効果的**であることをアドバイスし、お手伝いさせていただきました。

旦那さんは内科でご開業でしたので、かかりつけの患者さんを数多くかかえていらっしゃいました。そのため、旦那さんのクリニックの患者さんや、顔の広いAさんのお知り合いに、まずは美容医療クリニックの存在を知っていただけるようにPRに力を入れました。

また、美容点滴やダイエット点滴、薬による薄毛（AGA）治療、軽めのシミ取りなど、美容医療未経験の医師でも負担を感じずに取り入れられて、かつ、幅広い世代の患者さんに興味を持ってもらえるようなニーズの高い入り口の治療を広めにして展開していくスタイルにしました。その結果、徐々に認知を広げ、売り上げも順調に伸びていったそうです。

事例❷ 夫婦ともに医師で美容医療を始めたいケース

〈相談内容〉

夫婦共に医師で、美容医療を導入するパターンです。Bさん（旦那さん）は眼科医、Cさん（奥さん）は婦人科医で、同じ敷地内で開業医として保険診療をなさっていました。Cさんは以前から美容医療に興味を持っていたため、専門分野の診療に慣れてきたこともあり、専門分野とは別に、美容医療も導入したいと思い始めたのです。でも、美容医療の経験はないため、アドバイスが欲しいと相談されました。

〈アドバイス＆コンサルティング内容〉

ご夫婦とも医師のため、投資資金は潤沢に用意することができました。しっかりした設備投資が可能で、メインとなっている診療科によって集客することも期待できる状態でした。ただし、美容医療未経験ということもあり、**保険診療と自由診療の違いに対する考え方の切り替えがスムーズにできるかどうかと、美容医療特有のリスクに対して恐怖心がネック**となっていました。

そこで、まずはリスクを最小限に抑えるために、**それぞれの診療科に合わせて、親和性の高い治療法を選ぶ**ことをお手伝いいたしました。眼科ならアートメイクや目元の手術、産婦人科なら膣ＨＩＦＵや膣ヒアルロン酸注入、アンチエイジング点滴などです。また、院内掲示でのお悩みの啓発も行うようにアドバイスしました。

また、導入前には、施術内容の説明の仕方や技術面、カウンセリング方法などもしっかり指導させていただきました。

事例③ 親が開業医で世代交代のタイミングで美容医療を導入したいケース

〈相談内容〉

父親が保険診療の開業医をしていたDさんからの相談です。Dさん自身も医師となり、父親のクリニックを引き継ぐことになりました。それを機に、美容医療を導入したいと考えているのですが、まだ父親の権力が強く、美容医療をあまり快く思っていないこともあって、スムーズに美容医療の導入が進まないことに悩んでいました。どうすればいいだろうとのご相談でした。

〈アドバイス&コンサルティング内容〉

親のクリニックをそのまま引き継ぐ形でお子さん世代が初めて美容医療を導入する場合には、建物が既にあり、患者さんもついているため、一見、容易に感じられるかもしれません。でも、実は、そうでもないのです。たとえば、クリックの構造ひとつをとっても、間取りなどを大きくは変えられず、思うような作りには出来ないこともあります。また、院内外に対して、クリニックのブランドイメージを大きく変える必要があり、先代の院長や事務長の同意が得られなければ、なかなかスムーズに事が進まないという話もよく聞きます。

クリニックを引き継ぐのを機に、自分らしさを出していきたいとせっかくやる気になっているのに、改装や新たな人材の採用が進まない状態が続くと、次第に美容医療の導入に対する情熱が薄れていってしまう可能性も。そうなれば、何も変えられず、旧体制のままになってしまうこともあります。

対策として最初に行うべきなのは、今でも力を持っている先代の院長や事務長に、美容医療の導入に前向きになってもらえるようにすること。そこで、まず、美容医療の安全性や導入した場合のメリットについて実際の事例を元に説明し、納得して頂くことにしました。そのうえで、お試しとして、導入コストの低い治療法から導入することに同意していただいたのです。

さらに、私のクリニックからカウンセラーと看護師を派遣し、既存のスタッフの中で美容に興味のあるスタッフ1人を美容医療の患者さんに対応できるように教育しました。そうして、昼休みの時間を利用して、ドクターとスタッフ各1人で、美容医療の診療を開始しました。

地道な手順を踏み、お試し期間に成果を出したことで、積極的に賛成はしていなかった先代の院長や事務長にも、前向きな気持ちになっていただくことができました。おかげで、その後、治療法を増やし、現在はDさんが目指していた形に少しずつですが確実に近づいているそうです。

成功への道はひとつではない

同じ美容医療を導入するという流れであっても、その状況は各病院やクリニックによってまちまちです。ご自身が既に開業しているのか、美容医療の導入と同じタイミングで開業をしたいのかなどによっても、押さえておくべきポイントは変わってきます。また、「事例3」のように、順調に運営が行われている先代や先々代から続く病院やクリニックを大きく変えようとする場合は、美容医療の技術的なことや、自由診療ならではの対応だけでなく、先代や先々代、長く勤務しているスタッフたちへの配慮も必要になります。その場合は、いきなり変革を行おうとすれば、反対派に抵抗されたり、歪みが生じたりしてしまうため、地道に突破口を開いていくのが、結局は一番の近道だったりもするのです。

これさえしていれば１００％成功間違いないという方法があれば簡単ですが、そう単純にはいかないのが、病院やクリニックに限らず、経営の難しいところであり、面白いところでもあります。**でも、ポイントをしっかり押さえておきさえすれば、リスクを最小限にとどめながら、成功に向かっていくことは可能**です。ご自分の状況に近い事例のアドバイス内容などを参考に、お役立ていただければと思います。

専門家も賢く活用しよう

美容医療を初めて導入する際には、分からないことが多いと思います。同じ医療の世界でも、保険診療と、自由診療の美容医療では、考え方や、経営面での有効な手段など、いろいろと異なるからです。**最初は、コンサルタントなどに相談してみるのもひとつの方法**です。

私は、コンサルタントには依頼しませんでしたが、外部から呼んだカウンセラーがちょっとしたコンサルタントのような役割も担ってくれたため、様々なアドバイスや教えをいただくことができました。おかげで、とても助かりました。美容医療業界のことを熟知した人がサポートしてくれる環境は、とても心強いものです。

ただし、あくまでも、美容医療を導入するのはあなたです。**コンサルタントはアドバイスをしたり、解決方法や対策を提案したりしますが、そこから学び、実際に行動**

に移すのはあなた自身になります。例えるなら、コンサルタントは家庭教師みたいなものです。どんなに優秀なコンサルタントに依頼したとしても、自分では何もせずに、丸投げして、頼りっぱなしになったままでは、成果にはつながりません。コンサルタントを賢く活用し、自ら成功をつかみに行く姿勢が大切なのです。

おわりに

私は開業医として、保険診療と自由診療（美容医療）の両方に携わっています。そのおかげで、コロナ禍などの想定外の状況でも、安定的に売り上げを保つことができています。でも、魅力は経済的なことだけではありません。よく、「開業医は儲かる」、「美容医療はさらに儲かる」と言われます。それは否定はしませんが、実際に開業医になり、美容医療を取り入れてみて感じたことは、「儲かる」以上の魅力があるということです。

保険診療のクリニックの場合、地域に根付いた形で治療を行うことが多くなります。でも、病気や怪我の時以外には患者さんと接点が少なくなるのも事実です。でも、美容医療の場合は、元気な時でも、その人の人生の節目、節目で、あるいは、定期メンテナンスの都度、患者さんと接点が生まれるのです。そして、特別な日を最高の状態で過ごせるようにお手伝いをしたり、変化を喜んでいただいたり……、共に、幸せな気分を共有できるのが何よりも嬉しいのです。

今回、この本では、美容医療の導入を検討している病院やクリニックの経営者と医師に向けて、私が実際に美容医療を取り入れた経験をもとに、実体験を踏まえながら、美容医療を導入する際のポイントや、経営していく際の差別化のコツ、集客方法などについて書かせていただきました。美容医療の導入をご検討の際に、ご参考にしていただけると幸いです。

また、病院やクリニックによって、導入に最適な治療法や戦略は異なってきますので、ご自身の病院やクリニックの場合、具体的にどのような方法がお勧めなのかお知りになりたい方は、個別のご相談も受け付けております。実際に導入した際のイメージを膨らませたいのであれば、私のクリニックに見学にいらしていただくことも可能です。必要に応じて、導入する治療法の選定や購入、集客、ブランディング、美容医療を導入するための人材育成などのお手伝いいたしますので、ご興味のある方は、下記までお問い合わせください。

〈お問合せ先〉

今後、美容医療はますます需要が高まってくると思います。当然、質の高い美容医療も求められます。だからこそ、保険診療を行っている地域に根付いた病院やクリニックが、美容医療を導入することをお勧めしたいと私は思っています。

地域に根付いた病院やクリニックであれば、本業の診療科で地域の患者さんとの良好な信頼関係が既にできており、美容医療だけに依存して無理に売り上げを伸ばそうとする必要がなくなります。また、今後もその地域で病院やクリニックを続けていくことになるため、自分にとってリスクの高い治療法は、どんなに高収入が望めても、最初から導入しようとは思わないでしょうし、患者さんに対しても、押し売りなどのような、これまで築き上げてきた良好な関係を壊すようなことはしないと思うのです。

現在の美容医療は、そのニーズの高まりと共に、ビジネスとして商業利用されてい